大国医

长寿有「药」诀

雷雨霖 著

国家级非物质文化遗产项目代表性传承人

湖南科学技术出版社

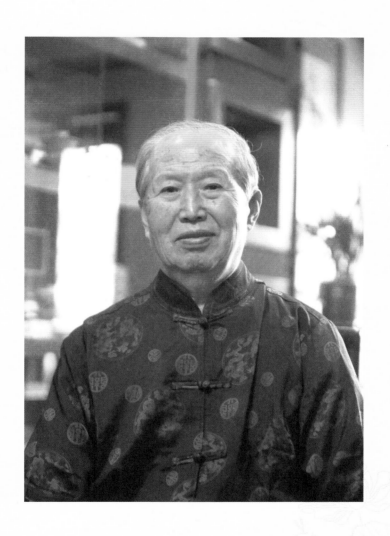

作者简介

　　雷雨霖，国家级非物质文化遗产项目代表性传承人，鹤年堂中医药养生文化的传播者，鹤年堂传统技艺、技法、养生秘传配本的继承人。雷雨霖出生于传统中医药世家，14岁便进入鹤年堂做学徒，经过70多年的学习和磨砺，成为鹤年堂的一代"老丸药头"，在鹤年堂历史悠久的养生文化的熏陶下，成为养生大家。可以说，他汲取了鹤年堂历经600余年沧桑岁月所凝聚的中药文化的精髓。

前言

　　《长寿有"药"诀》从策划开始，到整理资料直至完稿，历时两年，终于可以跟读者见面了。

　　整本书都围绕着鹤年堂养生的核心概念"调元气，养太和"来写，并在此基础上——介绍了鹤年堂的中医药养生特色，如鹤年堂比较著名的各种膏方，苹果膏、秋梨膏，还有四宝酒。哪四宝呢，茵陈酒、玫瑰酒、佛手酒、金橘酒，另外还有各种养生小吃，玫瑰枣、法制黑豆等，应有尽有，在吃吃喝喝中就把疾病给防了。当时上至皇帝，下至平民，都很推崇鹤年堂的东西。即使到了现代，也依然有它的可取之处，这里面的养生理念以及养生的方法不应该被丢失在现代社会中，否则真的是养生文化中的一大损失。

　　我作为鹤年堂养生文化的传承人，老丸药头，是鹤年堂传统技艺、技法、养生秘传配本的继承者和传承人。14岁就进入鹤年堂做学徒，经过多年的学习和磨炼，也在鹤年堂深厚的历史文化的熏陶下，获益匪浅。写这本书，也是希望能将自己看到的鹤年堂讲给大家听，让更多人知道那时候的鹤年堂是什么样子，而且鹤年堂所传承下来的养生方法也对老百姓有用，为什么不写出来造福老百姓呢。

我已经90岁高龄，但鹤年堂好的、对大家有益的东西并不会从我这里失传，因为我把这些技艺传承给我的徒弟——王国宝、雷松、雷友三人，我相信他们会把我们民族的中医药养生文化继续发扬光大。

希望广大读者们能够在书中找到适合自己的养生保健方法，未病先防，为健康长寿打下坚实基础，我也期待读者们的建议和指点。

序

　　我于1940年进入北京鹤年堂药店当学徒。当时我才14岁，从一个小村庄来到了大城市，来到一个完全陌生的地方，现在想起来那时候还真不容易。还是孩子的我，就已经下定决心要在鹤年堂里学到一技之长，不怕苦、不怕累，学到真本领，以后才能在社会上立足，也为了更好的生活。

　　进店前经过了经理的考试，要先面试，再笔试，合格后才会被录取。录取后没有拜师仪式，都是跟着师兄学起，我那些技艺都是从师兄那里学来的。进店后会给每人一套笔墨纸砚，要求我们每天用毛笔写三行小字，一篇临帖，提高自身的文化素质。还有几本药书，其中有《药性赋》《四百味》《汤头歌》，还有一本《铺规》，跟我们说要在三年之内牢记于心。例如《丸药目录》要牢记药名、功能主治，分门别类以便工作之用。另外，我们还要经常到前柜认斗子里的药，对照药书里的药理作用便于理解，用这种方式为新来的徒弟今后在药材行业发展打下一个坚实的基础。

鹤年堂的徒弟是按字排序的，"西鹤年永茂东鹿寿康宝"这10个字，每个字10个徒弟。我进店时10个字已经排满了，我是第105名徒弟，我下边还有师弟30多人，到1956年公私合营时再招收徒弟就都互称同志了。徒弟学艺都是跟师兄学的，这也是我们鹤年堂的一个特色吧，一直都是这样传承下来的，而且师兄教师弟都得教好，不能保守。

我在鹤年堂的学习还是比较顺利的，斗房学习2年，筛簸扬拿，蒸炒炙煅，都能独立完成工作。在丸药房7年，前2年学艺，后5年当丸药头，承担丸散膏丹、露水、药酒全部600多个品种的生产加工，然后供给总店和分店的柜台零售。1949年调到前柜抓药，鹤年堂抓药有自己的特色，每味药都是单包的，还有小票说明，经过核查无误之后把各小包放在一起，包个大包交给顾客。顾客回家可以自己核对，药品质量一目了然，加上小票说明，还增加了对药品的认识，顾客都是相当的满意。

以前我们抓药都是一口印（各味单包，然后一起包一个大包，像一口印），按照调剂规范应该按顺序抓药，然后码放整齐，经负责检查的药师核对无误后盖章才可以包成大包交给顾客，这也是对患者的一份责任，马虎不得。而现在有些单位不按调剂规范去做，一大堆倒在一起，也没有一服一回戳，抓错、少药只有天知道，完全不见以前那样。以前单单抓药就要经过这么多的程序，另外，在拿到方子之后要先审核，看看这里边有没有十八反，十九畏，妊娠禁忌的药物，如有就要让大夫改方子或签字。如无误后用"鉴方"压住方子方可抓药。经大闸柜检查盖章后才能发药，保证差错不出门。这些好的传统应该继续发扬，希望同行能引以为戒，不要忘记患者的安全，毕竟信誉才是企业立足的根本。

"丸散膏丹同仁堂，汤剂饮片鹤年堂"，大部分老一辈的北京人都能念出这一句顺口溜。过去的老北京都知道吃丸散去同仁堂，吃饮片去鹤年堂，但现在年轻人知道的不多了。鹤年堂的饮片非常讲究，用料上等、刀工精细，方便煎煮出药力。所以，社会上曾有"陈皮一条线，枳壳赛纽襻，清夏不见边，木通飞上天"的传说。

介绍了我和鹤年堂的大概情况之后，我想谈一谈对养生的认识。

自古人生在世，俱秉五行阴阳。五行阴阳学说是我国古代先贤宝贵的哲学理念，它包括了人类对自然规律的认识，并经过长期的实践总结，形成了对一切事物相互对立，又相互统一的理论体系。这种学说被引用到中医药领域中，认识到人体的阴阳两方面需要达到相对的平衡才能完成人体正常的生理活动，在人体与自然，疾病与治疗中才形成了中医药学的理论体系。

然而人体的阴阳平衡并不是永远处于静止不变的状态，它们处在此消彼长，此长彼消的不断变化之中。古人说："孤阴不生，独阳不长"，这种阴阳的互根互用，始终贯彻人体生命的全部过程，如果一方失衡出现异常，就会出现病理反应，也就是中医常说的"阴阳失调"。

由盛转衰，这是人体必然的生理过程，我们所需要做的就是尽量维系人体的阴阳平衡，做到有病急治，未病先防，使人与自然和谐相处，减缓由于阴阳失衡对身体造成的损失，达到一种相对平衡的健康状态，以养生长寿。

饮食有节，起居有常，"正气存内，邪不可干"，归结起来就是自然养生，生活有度。养生最早记载于《黄帝内经》，经后人不断实践、发挥，才有顺应四时之养生、五脏养生、情志养生、饮食养生，以及动静结合的养生方法。

健康养生之道千差万别，但有规律的生活却是共同的。如果人的生物钟运转能与大自然的节律合拍，就能实现"以自然之道，养自然之身"的目的，这是最佳的养生方法，也是自然养生的最高境界。每天规律的生活，按时休息起床，过去有"养生睡觉先，睡眠胜似药"之说，睡眠充足是益智、强体、抵御疾病最基本的手段。

另外，运动也要养成良好的习惯，根据自己的身体量力而行。每天步行锻炼就是一种很好的方法，被称为"百炼之祖""运动之王"，适合大部分人健身。所以我们要动静结合，形成良好的生活习惯。反之，生活不规律，暴饮暴食，经常熬夜使生物钟错乱，才是人们体弱多病、身体早衰的根源。

饮食方面，要荤素搭配，粗粮和细粮搭配，每周最好吃一顿粗粮，品种丰富一些，多吃一些蔬菜和水果。古代养生学家曾说过："五谷为养，五畜为益，五果为助，五菜为充。"因为人类属于杂食动物，我们的身体需要多种营养物质来维持正常的生理活动，所以不要养成偏食的习惯，按季节时令的果蔬都要吃一些。老话儿说，樱桃桑葚，货卖当时，一些季节性的水果也要尝一尝。

我讲的养生大部分都是针对中老年人，人到中年身体功能减退，慢慢走向老化，免疫力有所下降，这时就需要适当的锻炼和情志的控制。喜怒忧思悲恐惊虽说是正常的七情六欲，但不要过度，过度则会对身体造成伤害，比如大怒伤肝，很多病都由生气引起，当生气时最好找知心朋友说说，不要闷在心里，忍一时风平浪静，退一步海阔天空，凡事往好处想。

肾为先天之本，古语说，男有斗糠之力，女有扶壁之心，正常的生理需求是人体健康的体征，但不要过度，过度就会造成伤害。肾虚是很多疾病的致病根源，所以，我们必须要重视。有一个强壮的身体，才能够健康长寿。

鹤年堂作为"京城养生老字号，历史悠久第一家"，这和鹤年堂的掌门人臧东坡先生，总经理曹希久先生，李美珍女士等同仁的辛勤努力是分不开的。为了弘扬和挖掘鹤年堂中医药养生文化，我查阅了大量历史资料来求证和整理，付出了极大的心力，整理出大量鹤年堂的宫廷秘方，本店古方，以及传统的中医药养生品种，为百姓养生、健康长寿作出贡献。同时鹤年堂获得国家级非物质文化遗产和中医药养生文化证书，并列入保护名录，使 600 年老店鹤年堂永葆青春，发扬光大。

鹤年堂董事会委员刘海斌在广州市南沙区与香港霍英东家族联营开设"霍英东鹤年堂中医城"，规模宏大。霍家的法人代表林曦鏊先生（霍英东先生生前秘书），刘海斌先生为广州鹤年堂代表，鹤年堂中医城的地理环境非常好，面临大海，远望虎门大桥，自由贸易试验区去年正在建设中，将有很好的发展前景。我曾去广州 7 次，都是参加宣传鹤年堂传统文化的重要活动，介绍鹤年堂悠久的历史和店规，以及养生品种等。北鹤南沙，福泽天下，刘海斌先生的奉献精神功不可没，在此对为鹤年堂默默奉献的同仁致以衷心的敬意！

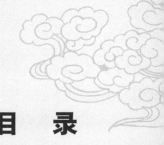

目　录

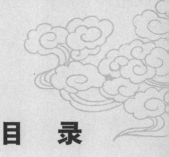

目　录

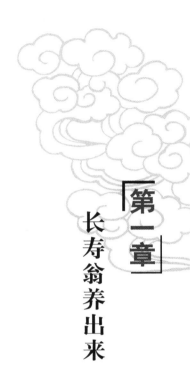

第一章

长寿翁养出来

我的师兄弟们大多长寿

每逢过年过节，我都要给我的师兄弟们打电话问好，别看我从鹤年堂退休这么久，我从没忘记过我那些师兄弟们，尤其现在年纪大了，大多数师兄弟都90多岁了，分散在各地相聚一次不容易。但我想，虽然不能总是聚在一起，我们之间的情谊却是永远都不会断的。

每当我们老哥几个聚在一起，话题肯定离不开鹤年堂，它可是我们一辈子难以忘怀的地方，立足当下，遥想当年，我们一步一个脚印，走过风雨，走到了现在。在鹤年堂这么多年的风风雨雨中建立起来的情谊，风吹不断，雨淋不散。

我14岁就进入鹤年堂当小学徒，鹤年堂有一个不成文的传统，只有徒弟没有师父。掌柜卢经理是老东家刘一峰的外甥，收徒弟得知道好多药行的门道儿，他自认为是个外行，所以不敢收徒弟。没有师父，但有师兄弟呀，师兄不但是个引荐人，也是一个引路人。刚进去那会儿，师兄带着我一一认识二掌柜、三掌柜，之后带着我认识师兄们，一路认识下来，100来个，没记住多少。小学徒们是跟着师兄学东西，师兄传师弟，谁也不能保守，就这么传下来。

我有人缘，年纪又小，师兄们挺喜欢我，干什么活都带着我去，我也学学这个，学学那个，学得不亦乐乎。每天都跟在师兄后面，哪里有活干，我就在哪里，我也不怕吃苦，就怕自己学得不多。"纸上得来终觉浅，绝知此事要躬行"，理论知识学得再多，还不如自己亲手去做一遍。刚开始学东西，不会让你一上来就做重要的工作，先打下手，要先看一遍，然后才会让你学着做，师兄会在旁边指导。我掌握的知识，我学到的技术，都是师兄手把手教给我的。

很多人跟我说："你们师兄弟不但感情很好，也大都很长寿呢！"我想了想，这倒是一点都没错，鹤年堂的人大多长寿。

我先举几个例子。曾经用5万块大洋把鹤年堂接手过来的刘一峰老先生活到93岁，他老伴和几个兄弟都活到了八九十岁。他儿子，也就是十七代传人刘侣笙，前几年97岁去世了。就我的师兄弟，有十几个90岁以上，比如我的师兄翟鹿广，他今年就95岁了，精神头还特别好，上一次我去看他，还总拉着我的手，跟我唠嗑了好一阵子。

我们这些人能活这么久，肯定离不开鹤年堂的养生秘方，当时身在鹤年堂没有多加注意，但其实从进去鹤年堂当学徒开始，我们就为自己的身体打下了坚实的基础。根据我自己的经验，简单总结几个养生秘方。

在说养生秘方之前，我在这里得说个小插曲。我喜欢唱戏，公私合营之前，鹤年堂还有一个业余剧团，过大年可派上用场。过年放 6 天假，师兄弟们帮忙搭建舞台，会唱的都可以登上舞台唱大戏。我是个十足的戏迷，不仅爱听戏，也爱唱戏，所以我经常上去唱。现在也改不了这个兴趣，经常会去离我家比较近的陶然亭公园吊着嗓子唱一两段。有一次，我又去陶然亭公园唱戏，唱了一段《奇袭白虎团》选段：

趁夜晚出奇兵突破防线，猛穿插巧迂回分割围歼。

入敌后把它的逃路截断，定叫它首尾难顾无法增援。

痛歼敌人在今晚，绝不让美李匪帮一人逃窜。

…………

鼓掌声此起彼伏，还有人不断叫好。在这个亭子里边大多是老年人，有个老年人过来跟我搭话，大概 70 多岁的样子，头发半白，身子有些佝偻，他赞赏地说："刚才看您唱戏，不但唱得好，而且我注意到您的底气很足，我年轻那会儿也经常唱，可现在老喽，唱不来了，可您不一样，这是为什么？"

我哈哈一笑："平时都得练呀，我每天都会开嗓唱两句。平时也多注意养生，身体好了，气血足了，底气也就足了。"

老人赞同地点头："对，到我们这年纪，的确要注意养生了。"又问："老先生，您今年高寿啦？"

我告诉他我真实的年龄，他一脸不相信："看您的皮肤光滑，皱纹也少，气色又好，看着比我还年轻，怎么可能有 90 岁了。"

我说："跟我师兄们比起来，我还算小的呢，很多人都说我不像是 90 岁的人，不过我不骗你，我确实 90 岁了。"

他感叹："老先生，您保养得真好，您平时是怎么保养的，可以跟我说说您的养生方法吗？"

我笑着回答："其实，养生并不难，我这一辈子干的事情都与养生有关！"

老先生赶紧拿起他带的包，找出纸和笔，像是一个想要做笔记的学生。

其实，鹤年堂有很多种养生方法，多得数不过来了，而我在鹤年堂里耳濡目染地学到了一些，我又试着从里边总结出来一些，不过精髓的东西肯定是不会变的。

首先调节心情很重要。从唱戏开始说起，唱戏是我在鹤年堂当小学徒的时候就喜欢上的，现在也依然是个戏迷。我要是郁闷了，绝不会憋在心里头，我到公园里头，唱几嗓子，一唱，心里一痛快，郁闷也全都消散了。要是郁闷了，在家里待着，早晚得闷出病来，去外面走走，或者是做自己感兴趣的事情，转移注意力，郁闷也会在不知不觉间远离你。唱戏是一种渠道，跑步也是一种渠道，养养花草也是一种渠道，不论是以何种方式，选择自己感兴趣的事情就行。

有时候我们不能改变别人，便只能转换思路，从改变自己开始。人只要活在世上，就不可能完全没有烦恼，有了烦恼，也难免有不高兴或者是郁闷的时候。人要是总处在不高兴中，那还得了，首先受不了的就是自己的身体，会慢慢崩坏。为了避免这种情况的发生，我们只能学会调节自己的心情。

别看我总是笑呵呵的，好像世间的纷扰都跟我无关似的，但我也有烦心事。我对自己的要求就是与人为善，对待任何人都要和和气气，不招惹别人。但有些人会招惹你呀，这样还是免不了要生气，那么怎么办呢？退一步海阔天空，我能让就让，即使遇着特别不讲理的人，也就付之一笑，不理他就好了。要达到这种境界确非易事，所以我们在平时生活中更要时刻地提醒自己，久而久之，就可以练出这种处变不惊、淡然从容的生活态度来。人生就那么短短几十年，何不开心一点过呢？

我在药材行业工作，懂得药理上的知识，这对养生保健自然有好处。一有小病小痛，自己就开个药方调理一下，没有小病小痛，也可以吃些对身体有好处的东西，心里有底，也吃得放心，在吃喝中把疾病给防住了。

人人都知道有个大名鼎鼎的神医扁鹊。有一天，魏文王问扁鹊："听说你们家兄弟三人都精于医术，那你们之中谁医术最好呢？"扁鹊回答说："大哥最好，二哥次之，我最差。"魏文王就问了："那为什么你最出名呢？"扁鹊回答："我大哥治病，都是在疾病未发作之前治，一般人根本不知道他事先铲除了病因，只有我们家里人知道，所以他的名气传不出去。我二哥治病，则是治疾病刚刚发作的时候，在很多人眼中，他只能治轻微的小病，名气也没法传出去。而我治病，则是在病情严重的时候治。别人看我在经脉行穿针管来放血、在皮肤上敷药等就觉得此人医术高明，因此名气很快就响遍全国。"

看出来了吧，扁鹊是想告诉我们，要学会在疾病发作之前，把疾病扼杀在摇篮里。《黄帝内经》里也说："不治已病治未病"，这是最好的养生谋略，事后控制不如事中控制，而事中控制则不如事前控制。我在鹤年堂掌握的医药和医理知识，给我的身体一个防护罩，而不是等病情严重了，给身体造成了损失才来寻求弥补，即使能补救回来，身体还是伤了，留在身体的记忆里。现在社会上很多人身体都处于亚健康状态，经常感到身体不是很舒服，可是因为工作忙或是其他的事情，没时间去医院看，也不知道自己究竟是什么问题，还只当自己是太累了，好好休息一下就行了，总是没有好好调理身体，导致后来身体状况倾向更不好的状态。所以，在疾病还没发作之前，赶紧把它揪出来甩远一点，让疾病再也不敢靠近你的身体。

老百姓自己也可以多掌握一些养生方法，多看些书，多听些好医生说的话。不过我并不提倡老百姓自己开方子给自己调理，最好还是去医院，大夫会给你一个量身定做的调养方式。药补不如食补，食补还更安全、简单、方便，老百姓可以多学做几道养生的菜，好看美味又健康。

最后，我一直坚信生命在于运动。我也跟老先生说了，一定要多走路，我的理念就是必须多走路。人老先老腿，要是让腿总是闲着，那腿就会老化得更快，所以要抓住一切能够走路的机会。不过，这也要适度，以不让自己感到累为宜。

我经常到陶然亭进行走步锻炼，还不是一步一步地走，而是迈四方步。京剧里老生就是走四方步，要求是抬腿亮靴底，腰作为中枢，然后四肢配合，中年人要快抬慢落，老年人则是慢抬快落。陶然亭一圈大概 3000 多米，我至少要走一圈，精神头好的话，还会多走两圈。前几年我还到颐和园走了一圈呢，大概有十几里路。

假如正赶上天气不好，下雨或是下雪，外面路滑，最好是不要出去锻炼了，留在家里一样可以运动。家里比较宽敞的话，可以绕着圈走，要是家里比较狭窄也不用担心，可以原地踏步走，这也是很好的一个法子。

我住老式楼房，没有电梯，我一天也爬个两三趟，一口气上楼，一口气下楼，腿也不知道酸疼，但是上楼的时候有点气喘，不过这是再正常不过的了。运动是非常重要的保健养生法，我觉着现在很多人都不怎么运动了。其实，不论是年轻人还是老年人，不论是男人还是女人，都不应该忽略日常生活中的运动。

以上总结的三点是非常概括性的，各种形式都对养生有好处。这只是从我自身来说，身在鹤年堂这么多年，养生保健的方法肯定不止这么多，鹤年堂的人那么长寿，这跟鹤年堂独特的养生方法有很大的关系。其中，鹤年堂有一个核心的养生观念，就是"调元气，养太和"，万变不离其宗，再多的养生方法，也离不开这个核心理念。我想我的师兄师弟们能这么长寿，都是遵循着这个养生理念来调养身体，延年益寿也开始变得简单。那么，什么是"调元气，养太和"呢？

以调元气为本，以养太和为辅

刚进去鹤年堂当小学徒那会，无论多小的事情，我都会当成大发现，它们绽放着光彩，夺人眼球。那时候首先感兴趣的就是鹤年堂的匾额，六个大字——"调元气，养太和"，挥挥洒洒，笔劲雄厚，自有一股豪放之气。我问师兄那是什么意思。

师兄说："别看这只有六个大字，它可是我们鹤年堂养生的核心理念呢！"接着，他从头给我讲这块匾额的来历。

我喜欢跟着师兄干活，不只是因为师兄教给我们很多关于炮制中药饮片的知识，其中还有一部分原因是师兄会给我讲故事。

这故事得追溯到明朝时期。明朝中叶，东南沿海一带的倭寇越发不安分，烧杀抢掠，无恶不作。再加上宦官作崇，也因为多年的倭患，国家驻军战力低下，海防空虚，无力有效治倭，导致浙江、福建等沿海省份饱受其摧残。在这国难当头之时，历史上赫赫有名的"戚家军"组军抗倭，拯救百姓于水火。

听闻戚继光要带兵奔赴前线剿倭，鹤年堂专门赶制了一大批"行军丹""人马平安散""红避瘟散"等，派人送到戚家军的营帐中，这丹药足足装了三辆马车。古代行军打仗，路途遥远，很容易出现水土不服。上到战场，真刀真枪近身搏斗，身上不受伤是不可能的。所以，历来军队出征都要带大量的急救药和刀伤药，因此在这场战役中，这些丹散发挥了巨大作用，救治了成千上万的抗倭勇士。后来戚家军得胜归来，戚继光特地来到鹤年堂表达感激之情，从这之后，他同鹤年堂一直有来往。

一来二去，戚继光就对鹤年堂熟悉了起来。深谙养生之道的他与当时的老东家曹蒲飒、曹永利父子探讨药膳食疗之道，也极为推崇鹤年堂的养生之道。在明隆庆年间，他为鹤年堂写下了"调元气，养太和"的匾额，至今仍悬挂在鹤年堂正堂之上。

"调元气，养太和"高度概括了鹤年堂的养生理念，我们也坚持这个核心理念，所有养生主张和养生方法都是围绕调元气进行的，长寿跟这个理念密不可分。

"调元气"是什么意思呢？那我就先说人体的气是什

长寿翁养出来

第一章

11

么。气全身都有，人体脏腑功能的活动，都要依靠气。如果把人体比作汽车，那气就是汽油，没有汽油，那汽车相当于没用的东西了。一样的道理，人的身体没气了，那肯定没救了，气不好了，就像是劣质的汽油，虽然也能支撑汽车向前转动，但总归对汽车本身不好，只要有充足的汽油，那汽车才能发动起来，而且能跑足够远的距离。人体气不足，就不能维持人体正常发育和健康。

什么是元气？肾之气就叫元气，气是血之帅，血是气之母，气血不可分，息息相关。元气也叫"精气"，而肾藏精，肝藏血，精血同生，肝和肾谁也离不开谁。五脏六腑之气的产生，都源于元气，只有元气充足了，那脏腑功能就强健了，身体也就健康了。但是因为先天不足，或者因为常生病而让元气损伤了，则很容易让各种疾病入侵，不把元气调好了，就难以治愈。人体内的元气运行很复杂，主要是通过经络来运送，假如气血凝滞，就像是被堵住的水管，行不通了，那就很容易生病了。

所以我们所说的调元气是说气血能够在你体内平稳地运转，把经络中那些阻碍气血运行的荆棘都铲除掉，使气血运行畅通。经络畅通了，那健康就掌握在自己的手上了。所以，治病、防病、养生要以调元气为主，这才是长寿的根本。

说到调元气，就从肝和肾入手。中医里，肝和肾并不是西医解剖学上的器官，而是一个系统，哪一个受损了，都会对身体其他系统产生影响，不利于身体健康。把系统维护好，可以通过多种方式，而我认为最好的方式则是通过食补，在吃的时候就把病或者是潜在的病都治好了。我的师兄弟们身在鹤年堂，好东西经常能吃到，其中有好些东西都对调元气有益处。我就举个例子来说一下。

我在总店斗房工作了 2 年多，所谓"斗房"是药行里的行话。鹤年堂在药材加工炮制上是精益求精，比如刀工上，中药界一直在流传的"清夏不见边，木通飞上天，陈皮一条线，枳壳赛纽襻"，就是形容鹤年堂制作饮片刀功首屈一指。当年的鹤年堂为了做到质量更硬，特设有丸药房、斗房、刀房。丸药房、斗房合并成一个大车间，叫"丸散饮片制药所"，每个部门都有技术高超的师傅负责把关，当年药材炮制只有鹤年堂做得最有名气，明朝初期就以"药材地道、炮制精良、药力弥足"而闻名于朝野。

随后，我便被调到丸药房工作了 7 年，在 1949 年中华人民共和国成立之后，我跟掌柜申请去前柜抓药。我之所以想到前柜去，是因为抓药拿到的工资较多，通过"占字"拿提成，一个人占一个字，一货一票按销售额拿提成，多劳多得。那时我正年轻，也不知道累，经常拔得头筹。

我刚上任没多久，就来了个妇女抓药，年龄看着不大，大概 30 多岁，可是头发已半白。我礼貌接待，她说明来意，

很明显，她想要乌发的药，还说最好能开便宜一些的药。我问她有没有大夫开的处方，她摇了摇头，表示没有，我猜想她可能是为了省点钱，想抓几服药喝着试一下，看头发能不能黑回来。

我在鹤年堂待了也不少时间，医书药书不敢说读得多，但也不少，像这位妇女头发半白，大多数是因为肾不好。

有的人会问，头发怎么就跟肾扯上关系了呢？中医学中有一句是这样说的：肾主骨生髓，其华在发。毛发离不开血的滋养，也就是说最根本的还是在肾，肾藏精，精生血，肾好了，那气血就会充足，气血充足了，能激发和促进毛发的生长，头发就会生长得浓密而有光泽。

我给这位妇女拿了有补肾功效的养生补品，另外还叫她回去多吃些对肾有补益作用的水果。我给她列举了一些水果，不用花钱看病，靠着每天吃一些水果能够乌发，这位妇女肯定非常乐意。

大概过了3个月，我像往常一样站在前柜，已经站了快一整天了。不过，我还年轻，多吃点苦也没什么，而且工作勤奋，工资也相对高一些，我还是挺愿意的，而且鹤年堂有一种比赛，当月拿的"占字"最多，就能拿第一名，得冠军的人会有一笔奖金，通常我都能拿到这笔奖金，然后请我的师兄弟们吃饭。

就在快下班的时候，有一位妇女进门来，我马上跟她打招呼，她笑着问我："小伙子，不认识我啦？"

我仔细地打量，大概30多岁的样子，头发夹杂着些许的白头发，脸色还挺好的，有些脸熟。鹤年堂来来往往的人多，要记住每一个来过的人的确是不可能的，除非是街坊邻居或是老顾客。

她说上次来问过乌发的药，然后我给推荐了鹤年堂的药，"真的很有效果，"她指了指自己的头发。

这么一说，我倒是想起来了，当时我还叫她多吃些有补肾功效的水果。记得上次看到她，有很多白头发，这次来，她的头发就只夹杂着些许的白头发而已，难怪我认不出她来。

从吃的方面来调养身体，是因为药食同源，这是健康而没有不良反应的方法。我当时推荐给她的水果有桑葚。

桑葚可是好东西，既可以入食，又可以入药。早在两千多年前，桑葚就成了中国皇帝御用的补品，发挥众多功效，所以桑葚有"民间圣果"一称。

中医认为桑葚味甘酸，性微寒，入心、肝、肾经，有补肝益肾、滋补强壮的功效。如果把头发当作是农作物，那么就需要肥沃的土壤，肝肾就是这肥沃的土壤，气血上去了，滋养着头发，就能使头发变得浓密而黑亮。

而被称为"民间圣果"的桑葚可不止乌发这一项功能，多吃桑葚有美容养颜、缓解眼睛疲劳干涩的作用。每年四五月份，鹤年堂都会买进新鲜的桑葚，因为桑葚一般不能留存太长时间，我们通常把它制成桑葚干当作一味药。在做桑葚干之前，我们这些员工一般有口福能吃到一些。

调元气的同时还要养太和来配合，以调元气为主，养太和为辅，延年益寿也是一件简单的事情。养太和，是说心态平和。从七情上来说，喜怒忧思悲恐惊，每种情绪太过都会影响对应的脏腑。中医认为，喜伤心，怒伤肝，忧伤肺，思伤脾。喜悦的事情也好，悲伤的事情也好，过度则伤。

人都有七情六欲，一点都不表现出来是不可能的，只能控制自己不要过度，情绪不要大起大落。我上面也说了自己本身的一个心态问题，我也并不是一下子就能到达这种境界，而是通过这么多年的努力才有今天的冷静平和。每一次悲伤，每一次喜悦，每一次惊恐，都要提醒自己不要过度沉溺。不断练习，虽然不能达到"不以物喜，不以己悲"的境界，但至少可以达到不过度以物喜，不过度以己悲。

先后掌管鹤年堂的四大家族，各有所长，但也没有离了"调元气，养太和"这一核心理念，最开始是由丁鹤年创办。丁氏家族是回族，因此也有独特的调理脾胃、器官之伤的医法；曹氏家族的辟瘟之法、养生药酒、茶之经典；而王氏家族也有很多方剂，也完善了食疗药膳；最后是刘氏家族对鲜药之品、炮制方法进行了改良，等等。正是鹤年堂能够打破门户，广纳百川，所以才能长盛不衰，屹立了600多年。明朝的重臣杨椒山这样称赞鹤年堂："欲求养性延年物，须向兼收并蓄家。"

我总结了一下，不论是哪个家族掌管鹤年堂，都是顺应自然规律的，因为我们认为人是自然之子，根据自然发展进行养生才是长寿之道。鹤年堂养生思想认为，元气决定生命，调元气，就是调节元精和元神，让它们处于平衡的状态，只有如此，才能达到养太和的境界。鹤年堂所有的中医药养生大法都是围绕着调元气进行的，以调元气为核心，借着中医养生之术，让气通于经络，精充于食养，神养于太和。

鹤年堂历经数百年形成了"调元气，养太和"的中医药养生文化，主张养生要做到"未病常调—将病预调—已病医调"的全健康模式。这种模式符合现代社会亚健康人群的健康管理需求。从生活方式入手，让人们从根本上健康起来。

春天，养出生命的春天

鹤年堂有一个规矩：不许打徒弟，谁打徒弟立刻解雇谁，没得商量。

哪有药店不打徒弟？反正我不信这茬。说是这样说，如果真的发生打徒弟这种事，也只能是大事化小，小事化无吧。我刚开始一直是这个想法。在鹤年堂这么多年，有一回真碰上这种事了，也是这件事，让我相信这规矩并不是随便说说而已。

当时事情是这样的，我一小师弟，刚进店当小学徒没多久，很多工作还不熟练，柜台前面顾客拿着处方来抓药，可小师弟从后面药房那里拿鲜药晚了，让顾客久等了，等顾客走后，生气的师兄一冲动就给了小师弟一耳光。小师弟也才10多岁的小孩，被这么一打，蒙了，反应过来就哭了。这一哭不得了了，引来了很多人，经理也立马出来了，问是怎么回事。了解了事情的来龙去脉之后，经理劝这位师兄另谋高就，有铺规在前，他打人在后，想想自己确实做得不对，当时就辞了。

很多人说在靴、帽、茶、药四个行业里当学徒是最苦的，脏活累活肯定会给学徒干，每天累得不行，还挨打，据说很多人都受不了而辞了呢。可是在鹤年堂当学徒就不苦，相比其他行业的学徒，那可以算得上是享福了。不许打徒弟，只是鹤年堂对徒弟好的一个方面。在鹤年堂里，徒弟也不干脏活，鹤年堂雇有专门的勤杂，扫院子、擦地等都不用徒弟来干，我们这些学徒只要专心学习药理知识以及如何炮制药物就行了。那时我们都说在鹤年堂里当学徒简直就是"徒弟大爷"，在吃上面鹤年堂也从不吝惜。

我家在河北的一个小农村，那时候大家都苦，能吃饱就已经非常不错了，别的不敢要求太多。到了鹤年堂就不一样了，我们中晚餐都是以精米白面为主，米是玉泉山的京西水稻，这搁在以前是给皇帝吃的，老百姓根本没有机会吃。一到秋后稻子打成米，三四辆大马车给拉回来，卸到仓房，卸完，一看仓房堆得满满当当的。米是好米，菜也不差，每次都是四菜一汤，十天一顿犒劳，一人加半斤肉。固定的就有红烧肉、炒佛手疙瘩肉丝儿，两荤两素，保证够吃。好家伙，比起我在家吃的，简直是一个天上，一个地下了。

而且逢年过节我们都会热热闹闹地过一过。一年中有三个节更是隆重对待，这三个节就是春节、元宵节、中秋节。元宵节和春节离得很近，但也得过。过这三个节得吃大摆桌，它有固定的菜谱，不管物价怎么涨，都是按菜谱来，必须每一样都有。其他的节日也会过，只不过没有这么隆重。

立春吃薄饼，煮白肉卷薄饼，炒豆芽等，还有春天杀鹿，有鹿肉吃呢。鹤年堂有一个专有的鹿苑，鹤年堂炮制药是从来不惜成本的，只为了能做更好更精致的药，因为要做地道的鹿茸饮片，所以特地造了个鹿苑，就在陶然亭附近，大概有100多亩呢，最多养鹿有100多只。鹿很胆小，见到人来了就跑，一会儿又回来看看，有一句话："老虎吃老等，等它回来再吃。"管理鹿场的有两三个人员，鹿场全称"鹤年堂鹿囿"，简称"鹿圈儿"。

鹿苑里面种了很多果树、花草，里面也有一个温室，温室里边种鲜药，还有黄瓜菜、果木树、梨树、腊梅等。温室后边还有一溜冰场，也是老东家他们的，他家孩子经常上那滑雪。饲养鹿的成本也很高，夏天从农民手里买青草，每天用大车给送来；冬季吃白薯秧子，堆成大垛，用铡刀铡碎，有时还加黄豆黑豆饲养，有时喂豆饼，等等，把鹿养得又肥又壮。鹤年堂为了能做出更精细更地道的鹿茸饮片，不惜成本，只为最好的。

这鹿茸一般是在五一以前就该锯了，锯完以后，根那儿就会长一个茸盘儿，到了春天鹿茸盘儿就掉了，这鹿茸盘儿也是一种药，下奶用效果非常好。以前有人经常来鹤年堂单买，这鹿茸盘儿在北京城里仅仅在鹤年堂有，你去别家药店买一般没有，因为鹤年堂有自己的鹿圈儿，豢养了许多鹿。

鹿茸盘掉了之后，新的鹿茸慢慢开始长了，先长出来小小的茸棍，随着时间一点一点地长长了，长到一定程度，就会开出一叉，这就是二杠，一般药用的是这种二杠的。二杠之后继续长，会慢慢长出三叉来，其实三叉的鹿茸有些老了。有些鹿的鹿茸不止有三叉，越长越多，不止三叉的就是鹿角了。最好的鹿茸就是那种架茸，又粗又壮，架茸长得越好，鹿也就长得越壮实，起码有两百斤肉，我们一般杀这种鹿，而且一杀就杀好几头，这么多肉根本吃不完，所以也会给亲戚朋友送一些，当然那是在以前，现在鹿是保护动物，不能杀了。

鹿肉跟牛肉一样，没有什么腥味，我们用多种烹调法，做成酱肉或者直接用鹿肉来煮汤。刚杀完鹿的那十几天，几乎天天吃鹿肉，吃得鼻子都流鼻血，没人敢吃了。现在吃不到鹿肉了，想想也挺好，毕竟鹿也给我们作出了贡献，不过在涮羊肉的时候总会回想起以前老鹤年堂的样子。

长寿翁养出来

第一章

那时候大概每年春天都有那么一段时间鹿肉吃到腻，对身体很有补益。每个季节都有自己特有的气候变化，自然规律是这样的：春温、夏热、秋凉、冬寒，所以相对应的发展规律就是春生、夏长、秋收、冬藏。《黄帝内经》明确提出了"五脏应四时，各有收受"，意思是说一年四季的气候变化对人体的脏腑、经络、气血、脉象等生理功能都有些影响。只有顺应天时变化，根据四季来养生，调养饮食，配合精神以及起居来适应四时的变化，元气便不会离你而去，那就避免了病邪的侵害，达到长寿的目的。

而春天是春发，正是万物萌生，欣欣向荣，阳气初生且逐渐转旺的季节，所以这时冷藏了一个冬天的气血就会从窝里伸着懒腰出来，好多气血争先恐后地从里往外走，这是人体的自然规律，但长此以往，人体内的气血相对不足了。中医说，五脏里肝有生发的作用，让气血从里向外生发。很多人都有这个情况，春天一来就感觉困倦，晚上睡觉也经常睡到半夜就醒过来了，这是因为肝阴不足，所以春天应该从肝来养生。

而鹿肉呢，中国传统医学认为，鹿肉属于纯阳之物，能养肝补血、补肾益精等，它的补益肾气之功是所有肉类之首。所以像是肾气益衰的老人，或是产后缺乳的妇女，或是那些经常手脚冰凉的人，食用鹿肉有很好的作用。

从鹿肉的作用来看，的确是很适合在春天吃，气血一旦被消耗了，吃些鹿肉及时补回去，达到一种平衡的状态，但是也不要吃得过量，补过了头跟还没补的时候一样，气血都是处在一种失衡的状态，这还不如不补呢。

所以，现在我们生活好了，其实补得太多了，就算不吃大补的食物，有时候我们也不能过头儿了，有时候还得中和一下。

我们师兄弟们吃鹿肉补了不少，但相应的补过了头，容易导致肝火过旺，俗称上火，想必很多人都想要知道有没有"补救"办法，答案当然是有呀。

在五行上说春季属于"木"，这个季节风多，尤其是南方那边气候干燥多风，吹来吹去，是干着吹，人体内的水分也就流失了好多出去。也就是说，在春天这个季节，补肝养血是必要的，相对的，也要防着肝火，所以能补充体内流失的水分又能清热解毒的食品也是我们身体所需要的必需品。

我也不卖关子了，这道作用很大的菜就是豆芽。中医认为经常食用绿豆芽可以清热解毒、利尿除湿等，所以绿豆芽就成为人们饭桌上经常见的菜，多吃可以祛痰、祛火、除湿热等，也可以起到清肠胃、洁牙齿的作用。我们鹤年堂以前经常炒给我们当作菜来吃，绿豆芽有多种做法，凉拌、清炒都行。

小小的豆芽原来还有这么多功效，首先它有清肝火的作用。春季肝火大，平时脾气大的人，可以适当多吃些绿豆芽。其次，它也有生发阳气的作用。春季万物复苏，整体呈现阳气勃发的状态，而豆芽主生发，所以，在春季吃绿豆芽，有利于身体阳气的生发。

养生是一个牵一发而动全身的整体概念，吃的方面我们注意了，也还要注意心情的调和。保持心情愉快、舒畅，只有使自己的情志与春季万物生发之气相和谐，人体的肝气才会调和畅达，使周身气血充足和畅，五脏平和，利于养生长寿。

清凉一夏，荷叶有妙用

现在好多人做荷叶粥做得都不对！

电视节目上经常有美食节目，别的美食我不敢说做得对不对，但是有一次看到电视上做荷叶粥，直接把荷叶切成丝放进锅里跟粥一起煮，这是不对的。荷叶粥的做法当然是我在鹤年堂学的，应该说我现在会的养生菜式很多都是从鹤年堂学来的。我个人认为鹤年堂很多养生菜很合理，也不是空口无凭说的，我和我师兄们就是一直这样吃过来的。每年大夏天，都会给职工熬点荷叶粥。离开鹤年堂之后回想以前，觉得鹤年堂其实一直替我们职工想着养生。

清晨，厨房里那些人早早起床去菜市场买菜，鹤年堂人多，饭菜分量也要多一些，去外面采购总要两个人以上，外加一辆小推车。不过后来经过商量，还是跟合作的商贩说送过来，这样也免去了奔波，就可以多花些时间来做菜。

厨房重地大约有十几个人，包括勤杂工。勤杂工管卸护窗板、擦地、扫院子，夜里打更也在勤杂工职务范围之内，鹤年堂对防火的警惕性很高，两个人打更，一人前半夜，一人后半夜，三更时打梆子三声，还有两只大黄狗跟着他前后跑。老周案上手艺也是不容小觑，馒头烙饼押面都不错。厨房掌勺人是杨德林，外号叫杨麻子，手艺很好，一般的菜都做得快，而且很好吃。杨麻子这人好，到了哪个季节，就根据季节的特点变着花样给我们做好吃的。

于是，我们有幸吃到正宗美味健康的荷叶粥了。荷叶是好东西来着，中医学认为，荷叶性味苦涩，有生津止渴、清暑利湿、凉血止血等功效，而且有清心火、平肝火、泻脾火、降肺火等作用。看了功效，而且根据荷叶的生长季节，不用深想就知道荷叶适合在夏天吃。

从中医理论来讲，夏天属火，这个季节是自然万物生长最为旺盛的时候，相应的也是身体阳气聚集最为旺盛的时候，而阳气对促进人体新陈代谢有着不可替代的作用。可是人们往往在夏天时一味追求凉意，殊不知这样做会伤了体内的阳气，寒邪就趁机入侵，身体受到耗损。

我们知道夏天炎热，出汗是家常便饭，而中医认为汗液是津液所化，与血液、唾液又是同一个源头，有"血汗同源"之说。因此，夏天也要补充因为炎热而从身体溜掉的"气血"，补气血，那就又从调元气说起了。

鹤年堂以前就有一个硬木冰箱，放在店堂后院第一个小四合院里的西南角，很大，有两个屉，下面搁着天然冰，上头则搁着鲜药，我们有时候也在这儿冰镇点东西，尤其是在炎热的夏天，喜欢冰镇点荷叶露之类解暑的饮料。鹤年堂的冰箱里边总有鲜荷叶、鲜芦根、鲜茅根、鲜枇杷叶等，鲜药都是从药农那里买来的，一买就买很多，总是把冰箱塞得满满当当，不用担心会过期，因为冰柜里的东西是一天清，第二天都要换新的，药农每天都会送过来，这样才能保证新鲜度，也保证了药效。

那时候的冰柜也不像现在的冰箱，冰也需要从别处买来，送冰的人一大桶一大桶地送到鹤年堂来，冰柜几乎每天都要重新换冰。

杨师傅经常给我们做荷叶粥，煮好之后放凉了吃，吃了之后让你在炎炎夏日不受暑气的侵袭。我有时候会到厨房看看，也经常跟杨师傅唠唠嗑。有一次我过去，正好看见他在做荷叶粥，以前吃着很好吃，现在终于有机会看到如何做的步骤，就停下来观看一会儿。

他也是用白米放进水里熬粥，熬得有些黏糊的时候，把火关了，掀起锅盖，拿起一张洗干净了的荷叶，往粥里边铺上，干荷叶没有这么大力量，必须得鲜荷叶。然后再把锅盖盖回去，让它焖在锅里慢慢降温，差不多半小时就行，如果不想喝烫的，想要喝温度适中的荷叶粥，也可以再多焖会儿。

时间到了，掀开锅盖，清香的味道扑鼻而来，让人忍不住想要拿起勺子舀一大碗吃起来。杨师傅把铺在粥上的荷叶快速拿下来，一层绿色映入了眼帘，令人舒畅。这绝对没有添加任何色素，纯天然的，荷叶里头所蕴含的力量都让粥给拔出来了。

喝粥之前要先稍微搅拌搅拌，刚才的深绿色，在整锅粥里变成了淡绿色，拿起勺子舀一口，吃在嘴里头，清香的味道就在嘴里蔓延开来，清凉爽口，如果要形容这味道的话，我觉得有点像龙井茶的味道。有些人比较喜欢吃甜食，可以搁一勺白糖，那简直是人间美食。夏天喝这粥正合适，解暑是一直就在说的功效，除了这个，老年人也可以多吃一些，起到降低血压和血脂的功效。

后来我也就跟着杨师傅学了这一手，不仅这一道美食，还有其他很多美食我都是在这个厨房重地学的，可谓分量不一般。

每年一到夏天，鹤年堂会购进大量的西瓜，给职工祛暑，一车又一车运送进来，阵势大得很，我们这些小职工有份吃，心里自然就高兴了。买这么多西瓜最主要的原因是需要西瓜里的西瓜翠衣，外面的一层硬皮叫青皮，里面接触瓜瓤的那层叫白衣，我们常说的西瓜翠衣是指中间那层。单买西瓜翠衣比买整个西瓜都贵，还不如买整个西瓜，同时也可以给职工带来一些福利。

西瓜是夏天常吃的水果。在一般情况下，我们吃完含有大量水分的西瓜瓤之后，大都会把西瓜皮丢了。俗话说："十斤西瓜三斤皮"，西瓜皮直接丢了非常可惜，其实瓜皮的清热解暑功效比西瓜瓤更好。《本草纲目》中记载：瓜皮味甘、性凉、无毒，常用来治疗口干口渴、咽喉干燥疼痛、疮疡红肿。中医把西瓜皮称为"西瓜翠衣"，用于清热消暑、生津止渴。它不像瓜瓤那样含有非常多的糖分，所以适合各类人群食用。

咱们在家就可以储存一些西瓜翠衣。每一次吃完西瓜就把西瓜皮留下，先清洗一遍，然后用小刀慢慢地把中间那部分给剔出来，这样西瓜翠衣就出来了，家庭中西瓜翠衣有许多种做法。

做成菜肴是一种常见的做法，一般把西瓜翠衣切成条炒着吃，放适量的油和适量的盐，进行适当的炒制，炒出来的西瓜翠衣爽口美味。

我平时在家也会做西瓜翠衣汤，用西瓜翠衣作为主料，然后放些排骨进去炖汤，这个排骨西瓜翠衣汤就有很好的消暑解热效果。

就在前不久，我孙子买了榨汁机，我感叹现在的社会越来越进步，以前生活中的种种不便，现在用很小的机器就能解决，生活真的是越来越轻松，有了榨汁机做消暑饮料就简单了许多。孙子教我把切好的西瓜翠衣放进去开动机器，一杯上好的消暑饮料就端上桌了，真是方便。

夏天天气热，很多地方不是一般的热，所以防暑成了我们日常养生不能缺少的一件事情。其中，饮食消暑是最健康最科学的，我上面介绍的荷叶粥和西瓜翠衣都是很好的消暑食品，还非常便宜，也就是我们通常所说的"物美价廉"，这些小东西别看不值钱，用处大着哩。

每个季节如何养生是不一样的，所以，在吃上面也不一样。春天过去了，夏天来了，吃什么也要变上一变，根据季节变化来顺应自然养生，健康长寿便不成问题。如果你偏不接受这个自然规律，硬要跟大自然"拧"着干，受苦受累的只能是自己。因为"人"不管有多大本事，一样无法挣脱自然的束缚，与其"逞英雄"，不如跟着自然的脚步来。

夏天饮食跟上去了，心理健康也必须跟上才行。因为天气的原因，很多人在夏天很容易烦躁，现在是有空调了，可以解决因为炎热带来的一些问题，但我觉得空调也不是万能的。在骄阳似火的日子里，烦躁就潜伏在深处，一不小心就被释放出来了，心情烦躁就是"乱"，就是"逆"，就会使"神志"受伤。而且你不能总待在家里或是办公室里，更何况空调吹多了，对身体也不大好。所以，心情方面还是要学会自我调节。

夏天的时候不妨多做一些自己感兴趣的事，喜欢运动的就适当运动，只不过运动量不宜过大，如果过于剧烈，则会出大量的汗，本来夏天就喜欢出汗，再加上因为过量运动出汗，会多损伤心阴。喜欢画画唱歌或是其他的事情，也放宽心去做，心情好的时候可以做，心情不好的时候更要做，这可以转移负面情绪。要让我选择的话，我会选择唱戏，这可是我从小时候就种下的爱好呀，老了也改不了。

我以前听过一句话："一份愉快的心情胜过十剂良药。"我觉得特别有道理，尤其对想要养生的人来说，保持愉快而稳定的情绪，尽量不大悲大喜，否则会"火上浇油"。心静自然凉，这样养生才是最好的状态。当一个人身体达到平衡点的时候，才是最健康的，这就是最高境界的"治未病"。

多事之秋更要"全副武装"

农历八月十五，也就是中秋节这一天，我们放假了。难得放假，我却起了个大早，师兄师弟们也起了个大早，帮着厨房准备大摆桌，说话声、笑闹声、脚步声等充满了整个鹤年堂，一下子热闹了起来。我家离鹤年堂不是特别远，但是如果我回去，就很奔波，通常情况下，我选择留在鹤年堂里跟我的师兄弟们一起过。我已经很多年没回家过中秋节了，以前当学徒的时候，鹤年堂有规定，学徒不满三年基本上没有休假，节假日也不能回家，三年之后就是个人自由了。那些离家比较近的师兄弟们一般会选择回家过中秋节。

中秋节是鹤年堂要过的一个大节，农村也特别重视这个节日，秋收已经接近尾声，一年辛勤劳动，过一个丰收年，要好好吃一顿来过节。鹤年堂按照惯例，过节职工放假一天，吃大摆桌，每人两块"自来红"月饼，卢经理、二经理和三经理在柜房前廊子下放上桌子喝果子酒赏月，好惬意的生活。

我在丸药房学习工作了3年之后就当上了丸药头，跟着师兄学，每个工种都要学会，只有通过亲身实践这条路才能学到真正的本领，并能全面掌握工作的情况，这一年我19岁。刚当上丸药头，不免会比较操心一些，赶上放假了，我也没回家，有时候也会去丸药房随便转转看看。中秋节这天，我洗漱完毕先去丸药房转悠了一圈回来，经过厨房，好些师兄师弟们在那里包饺子。

"雨霖，我们刚好在包饺子，你也过来一起包，顺便唠唠嗑。"师兄翟鹿广热情地招呼我过去。

"那正好，平时没什么时间，今天刚好放假。可以好好说说了。"平时虽然一直住在一起，也一起工作，在同一个屋檐下，说话机会是有的，但是有时候兴头上来了，也不得不打住，不然会影响工作。我先洗了手，拉了把椅子坐下，做好包饺子的架势。

我问："我们包什么馅的饺子呀？"我看装在大盆里的馅料，白色伴有透明的菜跟肉碎搅拌在一起。

师兄说："又是冬瓜饺子是也。"

每一年我们都要吃几次冬瓜饺子，尤其在秋季，冬瓜非常成熟，从外面买进一大车，我当学徒那会儿，和其他学徒几个人一起掏冬瓜籽，片冬瓜皮，然后交给斗房晾晒，做成药入库，基本上够一年销售，可想而知这工作量是多么大了。剩下的冬瓜肉就煮汤或者是炒菜，有多种做法，而我们鹤年堂常用的做法就是把冬瓜先蒸一下，蒸熟之后跟剁过的肉一起搅拌，作为包子馅或者是饺子馅。

跟夏天吃西瓜一样，药店就要冬瓜皮和冬瓜籽入药，冬瓜肉剩下来，有口福的是我们。而且秋天吃冬瓜特别好，也养生。

秋天到了，气候干燥到不行，还是得多吃些滋阴润燥的食物，冬瓜是个好选择，包饺子更是新鲜，平时药店不怎么包饺子，少吃的东西，一包大家都挺爱吃。药店里吃饺子的确是少，因为吃饺子就要包饺子，包饺子就要弄饺子馅和饺子皮，况且药店这么多人，包起来也费时，非常费时，但药店里这么多人也得吃，而且冬瓜肉不吃也浪费，就包饺子，各部门都要出一些人来包饺子。

秋天气候干燥，而人的肺部则"喜湿恶燥"，肺部又通过鼻与外界相通，因此，肺很容易就被秋燥所伤，出现口干、咽干、干咳以及气息急促等症状。秋季阳气渐收，阴气生长，此时不加以保护的话，很容易伤阴，进而导致阴虚，给病邪可乘之机。而且，从养生的角度来讲，在日常生活中就必须注意对肺部的润养，从饮食方面入手则是简单又健康的一种方式。前面我说的冬瓜便是很好的一个选择。

冬瓜本身是一种性凉的食材，秋天最好不要吃那么多，但是适量地吃还是有必要的，尤其是从夏天刚进秋天那会儿，残留的暑气可以通过吃冬瓜来去除。其二，冬瓜里水分多，适合在干燥时候食用，它能养胃生津、利尿行水，滋养肺阴。

还有吃不完的冬瓜，也可以跟猪肉搭配一起做包子的馅料，没错，也可以做成包子。有一段时间我们的早餐就是一个样，白粥配冬瓜包子，不过吃来也好吃，而且对秋天养生很有帮助。

不过，有些人要注意不能吃或是少吃冬瓜。正在服用滋补药的人，还有久病不愈的人，或是阴虚火旺的人，脾胃虚寒导致腹泻的人最好不要吃冬瓜。吃了非但没有好处，还会对身体产生不利的影响。

秋天应该多吃的蔬菜还有：菠菜、芹菜、苋菜、茼蒿、秋藕、秋葵、胡萝卜、南瓜、花菜、山药等，这些蔬菜不仅养生，还能辅助治疗一些疾病，可以未病先防。

下面是鹤年堂几道特色菜。秋季做辣菜芥菜疙瘩，到秋季做辣菜，芥菜疙瘩洗净，切成厚片，用面汤或捞饭的米汤煮一下，不过水，装在一个大坛子里，上面盖一层灯笼红的萝卜丝，将盖封严，一周左右即可吃，带黏汁，吃到嘴里钻鼻子，像芥末那样辣，很好吃。

还有赛香瓜，黄瓜丝和香蕉加白糖拌在一起也可以当作一道凉拌菜，很美味。还有倭瓜酱，老倭瓜和老黑黄酱炒在一起叫倭瓜酱。羊化油加点辣椒油，麻豆腐，青豆，一起炒鲜黄花菜。芽豆熬雪里红，驴肉熬白菜，叉烧肉熬白菜，金钩虾米熬白菜，炒佛手疙瘩和肉丝。有羊肉氽冬瓜、熬冬瓜，白水煮冬瓜在常温时放入芝麻酱和大葱丝，更清香更美味，这些都是我在鹤年堂时经常出现在餐桌上的菜式。

有一个成语叫"多事之秋"，有人给出的解释是，秋天的时候人比较容易生病。这也好理解，经过夏天的炎热煎熬，人消耗非常之多，身体处在比较虚弱时就毫无预警地进入了肃杀干燥的秋天，也就是说，这时候人体已经处于比较虚弱的状态了，还要面对秋天干燥的气候，所以在这个"多事"的秋天里，人比较容易生病。所以，秋天是一年四季中最该进补的时节，科学地摄取营养和调整饮食，以补充夏季的消耗，并为越冬做准备。

吃完菜，肉该上桌了。秋季适宜经常食用乌鸡，可抵抗秋燥。乌骨鸡一直被视为"妇科圣药"，自古以来都被人们所重视，认为是营养价值极高的补品，被称作"名贵食疗珍禽"。乌鸡性平、味甘，有滋补清热、补肝益肾、健脾止泻等作用，所以乌鸡对女人来说非常滋补，特别是产妇食用，但不只是针对妇女的，老人、儿童也很适宜。在秋冬之际当作药膳，很有功效，且对于阴虚之五心烦热、潮热盗汗、消瘦、咽干、咳嗽效果都很好。

"以形补形"的观点在中国流传非常久远，秋季容易肺燥，很多人根据"以形补形"的思想认为应多吃猪肺，所以一进入秋天，很多家庭主妇纷纷买了猪肺回家煲汤，认为这样对肺有好处。中医也认为肺与秋令相应，所以猪肺在秋季可以相对多吃一些，所谓的"以脏补脏"，还是有一些道理的，对于肺部功能不好的人或是在多粉尘环境下工作的人，非要说的话，就像是教师和建筑工人这一类人，平时就可以多吃些猪肺，能够改善肺功能。

还要记住一点，少吃些辛辣、燥热的食品，但是相对可以多吃些酸味的食品，如广柑、山楂、醋等。按中医观点，肺主辛味，辛能胜酸，少辛多酸，可防肺燥太盛，这对预防感冒、燥咳有一定好处。

秋季是收获的季节，气候的特点是从热转寒的过渡阶段，也就是"阳消阴长"的过程。人体的生理活动也随着"夏长"到"秋收"出现了相应的改变，也就是说秋季养生不能离开"收养"这一原则，把保养体内的阴气作为首要任务，这也符合了自然界中阴气渐生，继而越来越旺盛的规律，也为来年阳气的生发打下了基础。所以，秋天应该养阴，其实，冬天也需要养阴，但冬天养阴不是首要任务，那冬天的主要任务是什么呢？

冬季要为身体打个好底子

"雨霖,这里还有个位置,赶紧过来。"我左手一只盘子,右手一双筷子,从饭厅里出来,闻到院子里热气腾腾的羊肉烧烤味,师兄那边招手让我过去,我往凑成堆的人群里见缝插针地那么一站,前面有一个大板凳,脚放在上面,师兄师弟们就这样站着豪迈地吃起来。几大块羊肉在大铁架上烤着,色泽微微焦黄,一股羊肉香味直往我鼻子里蹿。

烤肉一下子就被夹起来吃完了,师兄又重新放肉在铁架上。为了让肉有味道,更香醇一些,烤肉时,把酱油、香油等往烤肉上一倒,火就"呼呼"地往上蹿,不断冒烟,热气逼人,这要搁在晚上,简直像是篝火晚会上的火一样。拿起长筷子翻一下肉,使之更均匀地入味,一变色差不多就烤熟了,可以吃了。看到这我不禁垂涎欲滴,情不自禁地吞了一下口水。正在认真烤羊肉的师兄听到了声音，转过头对着我大笑了起来："哈哈，雨霖，别着急，熟了先给你一块。"

我不好意思地笑了，跟师兄说："哎哟，师兄，谢谢您了！"没一会肉就烤熟了，师兄弟们豪爽地把肉往自己的盘里扒拉，狼吞虎咽地吃起来。文人墨客喝酒吃肉都是优雅有情调，这叫作"文吃"，而像我们这种，跟"文吃"相反，不拘一格，豪迈潇洒，叫作"武吃"。我第一次见到这种阵仗，速度当然不及师兄们了，没一会儿烤熟的肉就被扒拉完了，幸好刚才跟我说话的师兄眼疾手快，先给我抢了一块，放在我的盘子里边。

"这可是你进鹤年堂来第一次吃烤羊肉，可得先给你尝尝鲜才对，你可以放开吃，保证你能吃饱。"师兄体贴地说。没错，这是我进鹤年堂吃的第一顿烤羊肉，这年我14岁，在鹤年堂当学徒。

我开朗，整天以笑脸对人，所以师兄弟们都很喜欢我，平时生活中师兄们也挺照顾我的，工作的时候也愿意带我去帮下手，我也是在帮下手的过程中慢慢地学到了技术。有时候我想，不论遇到什么事都能以笑脸相对，别人才能对你笑脸相对，好比力的作用是相互的，笑脸也是相互的。

其实，鹤年堂每一年都有涮羊肉、烤羊肉的日子，一般是在冬天，鹤年堂老东家就给职工吃涮羊肉和烤羊肉了。

饭厅里头吃涮羊肉，吃完涮羊肉就去院子里头吃烤羊肉，院子里专门支了个大桌子大板凳，给放烤肉。职工们可以敞开肚皮吃，管饱，有的人能吃2斤！

我那时是个年轻小伙子，也特别能吃，每次都是往饱里头吃，如此想来，我年轻那会儿除了干点累活，受点苦，也学到了技艺，也确实是享福了。只是现在跟那时候不一样了，有各种各样的东西可以吃，身体反倒没有以前的人好了，身体都被养娇气了，根据现在的人的饮食习惯，在冬季吃羊肉还是适量为好，不要过饱，才易于消化。

在寒冷的冬季，贮存能量是至关重要的。因为冬天草木凋零，冰冻虫伏，到了自然界万物闭藏的季节，很多动物都有冬眠的习性，正是应了万物闭藏的自然规律。由此推理，人虽然不会冬眠，但是按照自然规律，人体的阳气也要潜藏在体内。所以冬季的养生就要顺应体内的潜藏，根本在于要敛阴护阳，也就是说，人体的生理活动因冬天气候特点的影响而有所收敛，而且不要忘了要将一定的能量贮存在体内，为来年的"春生夏长"做好准备。而且冬天寒冷，我们也需要贮存一定的能量来抵御外界的寒冷，给身体穿一层保护膜。

冬天的养生反映到饮食上来的话，那就是应该增加热量，保证有足够多的热量，让体内的肾气慢慢贮存，充实苗壮，为了下一年预先贮存整年的元气。元气充足了，气血也就充足了，增强了人体的抵抗力，为长寿打下了坚实的基础。

冬天吃羊肉是非常适合的，羊肉性温，能给人带来热量。羊肉也是我们餐桌上常见的一种食物，跟猪肉、牛肉相比，它可是肉类中最滋补的，而且肉质也更细嫩一些。羊吃百草，而且能根据自身生理的需要来选择草木，吃了让身体更强壮。所以羊有一种称号，那就是"百药之库"，古人都说了："多吃羊肉，健康长寿。"吃羊肉可以调节我们的身体状态，而且吃羊肉不容易发胖，所以广大女士们可以放心吃了。

羊肉有很多作用，它性温热，能补气滋阳、暖中补虚、开胃健脾，还可以去湿气避寒冷，暖胃寒，而且有助元阳、补精血、疗肺虚之功效，还能益肾壮阳，强健身体。所以，秋天食用羊肉，可以温补身体，补夏季被消耗掉的能量，为过冬做准备。

冬天养生，除了要补阳，也要养阴，这才是冬天的养生之道。养阴的话，鹅肉和鸭肉都是好的选择。

自古以来一直流传有"喝鹅汤，吃鹅肉，一年四季不咳嗽"的谚语。这谚语虽然有些夸张，但并不是空穴来风，肯定是有这方面功效的。《本草纲目》上记载："鹅肉利五脏，解五脏热，止消渴。"翻译过来那就是鹅肉对五脏六腑都有益，可以清五脏之热，所以常吃鹅肉，喝鹅汤，不会令人咳嗽。中医学上认为，鹅肉性味甘平、鲜嫩松软，清香不腻，有补阴益气、暖胃生津的功效，非常符合中医养生学"秋冬养阴"的原则。

冬季很冷，感冒的人比较多，在北京生活的人，因为空气的原因，肺会受到一些影响。这时候就可以吃些鹅肉了，用鹅肉炖萝卜，还有利肺气、止咳化痰、止渴平喘的功效，而且多吃一些鹅肉，对治疗感冒和急慢性气管炎有良效。不得不说，鹅肉也物美价廉，尤其适合在冬季食用。

鸭肉对养阴也非常有效。《日用本草》中说鸭肉能"滋五脏之阴"，很符合"秋冬养阴"的养生原则。末代皇帝溥仪在《我的前半生》中说到，早膳内容有"三鲜鸭子""鸭条溜海鲜"等，从这本书中我们知道了隆裕太后每月用餐需要30只鸭子，为何帝王之家都对鸭肉如此喜爱呢，我想就是因为鸭肉是一种很滋补的肉，吃鸭肉有很多好处。

肉禽类食品多带有温热性，鸭子却不一样，它最大的特点是不温不火，清热去火，且能够补虚生津、利尿消肿，对于阴虚内热导致的低烧、便秘、食欲减退、干咳痰稠等病症的人，吃鸭肉最有益。不过要注意的是，如果你本身就脾胃虚寒，那最好不要食用。

冬天的膳食切忌黏硬、生冷的食物。冬天人体主要的任务就是贮存阳气，而生冷、黏硬的食物属阴，要是吃了，很容易使脾胃受损，不利于阳气的保存。不过在特殊情况下可以适当吃些冷食，像是脏腑热盛上火或者发热的时候，就可以适当地进食冷食清热降火。需要注意的是，每次吃冷食不宜过多、过量，不然会损伤脾胃。

水果和蔬菜很大一部分是性味甘寒的食物，像是白萝卜、大白菜、雪里红等。白菜，是"百菜之王"，在过去，老北京人会储存它，专门等到冬天的时候吃。冬季偏重补阳，补阳的食物大多含热量偏高，吃了之后体内很容易积热，常吃会导致肺火旺盛，所以最好选择一些"甘寒"的食品来中和一下，比如说在进补的热性食物中添加"心里美"，既清热又去火。

冬季很多人喜欢吃炖牛肉，牛肉和羊肉都属于热性食品，在吃牛羊肉的时候，最好配着豆腐、青菜吃会比较好。炖牛肉的时候，最好加一些白萝卜。萝卜味辛甘，性平，有下气消积化痰的功效，正好和牛肉的"温燥"中和一下，没有那么燥热了，不仅补气，而且还能帮助消化，一举两得。

冬天，是养精蓄锐、休养生息的季节，自然万物都是如此，别看冬眠的小动物们很懒，这只是表面现象，其实它们在用特别的方式养精蓄锐、贮存能量，这样才能度过漫长的冬天，等待春暖花开的时候。大自然中不论植物还是动物，都符合这样的生长规律，这也是人类重要的一条养生原则。

春夏秋冬，每个季节都有自己的特点，最好的养生要跟着季节的规律来，所以每个季节养生的侧重点是不一样的。只要把握住了其中的规律，以及各个季节的注意事项，那么长寿就不是什么难事了。

多关注养生方面的知识，对身体健康很有益处。掌握了很多养生知识，就可以知道春天吃什么好，夏天吃什么好，秋天吃什么好，还有冬天应该怎么吃。身体出现了小病小痛，自己也知道吃什么，怎样去调理，很多小病小痛就被遏止了。而我是药行出身的人，膳食懂一点，医药也懂一点，未病先防，每天都健康一点点，一步一步走向长寿。

医药不分家，未病先防

想要进鹤年堂可不是件简单的事，我父亲托人把我送过去，但这并不是说有了关系就保准儿能够进去，还要通过面试和笔试。介绍人把我带到经理面前，我给经理鞠了一躬，经理仔细地打量我，到现在我还能感受到那时候紧张的心情。后来我听人家说，原来经理是要看五官端不端正。然后经理备好笔墨纸砚，要我在条案上写上我自己的姓名、年龄、地址，也是后来才知道原来是想看看我字写得怎么样。

到这里，面试还没完呢，经理问我读过什么书？我把读过的书一本一本列举出来。开蒙三小本：《三字经》《百家姓》《千字文》，也读过《弟子规》《名贤集》《千家诗》《六言杂字》《大学》《中庸》《论语》《孟子》，《诗经》

我读了半本，还读过"尺牍"。听到我读过"尺牍"，经理还挺意外的，问我怎么读起"尺牍"来了，"因为我要给老家写信。"经理继续问："你给父母写信抬头结尾怎么写呀？"我说："开头就是'父母亲二位大人尊前敬禀者，儿雨霖叩禀'。"经理哈哈一笑，说："这小孩行呀，还会写信呢！"然后就让我回去听信儿，过两天就来信说录取我了。

在鹤年堂，学了不少的中医药知识。我是鹤年堂第105名弟子，卢经理负责给我们培训，要我们读药书、写字，提高文化水平，并给了我们三本书：《药性赋》《四百味》《汤头歌》，三年学徒期间这些书得背下来，光看不行，得念出来，掌柜也要求我们要有琅琅的读书声，要我们像在学堂或私塾里念书一样，摇头晃脑，大声朗读。丸药目录必须阅读，熟知分门别类，这是药店的基础知识。还有"十八反""十九畏"、妊娠禁忌，必须熟知牢记。每天晚上都有二三十人的琅琅读书声，真似一个学校的大教室。经理经常会过来检查你有没有认真在念书，会不时地在旁边督促。

丸药目录，又称北平西鹤年堂参茸醪醴丸散膏丹价目表。这本价目表共有六百多种，分门别类，品名、主治、价格，不要求背诵，因为全背下来太难啦，只要看数十遍记住主要门类，如：风寒门、伤寒门（合并为风寒门）、瘟疫门、暑湿门、燥火门、补益门、脾胃门、眼目门、妇科门、痰嗽门、疮科门、小儿门、咽喉口齿门、各种药酒门，等等。多记主治，治什么病的，必须说出主要内容，常用药品必须要知道价钱。

除了会看会读之外，掌柜的也很注重我们写，每天都要交作业，要三行小楷和一篇临帖，掌柜的给批改，好字画圈，坏字打叉，还在下面写批语，进步了的话，掌柜会在下面写继续努力，写不好，他也不会骂你，会在批语里边鼓励你。掌柜很负责任，经常会抽查。就是在这三年间，我学到了很基础的医理知识，为以后在药行业继续发展打下了坚实的基础。

我自己本人觉得很受益，学徒期满后，自己选读什么《黄帝内经》《伤寒论》等医书，好多师兄弟根据自己的需求，选择读不一样的书，后来从药行业转到追求医学方面的师兄弟也挺多的。药行的人以药为主，也要懂医，因为医药是一家，一般人管药店里的人叫半个大夫。在药店学习念药书是自愿的，为的是将来在社会上求生。

我好多师兄都当了大夫，他们都是靠着自己的努力，我自己是深有体会，经常看到师兄弟们业余时间在念药书、医书。我自己呢，也看了几本医书，通过耳闻目睹，也长了许多知识。我认为最重要的是自己有那份想学的心，所谓活到老，学到老，学习是永无止境的。直到现在我90多岁了，还是坚持不断学习，学多了又没有坏处，所谓技多不压身，何况也算是给自己更多的机会。

1949 年调动工作，我跟经理说我要上前面抓药。当时我的想法是前面抓药工资高一些。我年轻，手脚快，药方子抓得很快，又是根据"占字"拿提成，工资跟以前相比，翻了一倍呢。我为什么要说这件事呢，就是想说明学得多，机会也就多了。上前柜给人抓药，并不是随便一个人就能给人家抓药的，得对来抓药的人负责，只有懂得一定的医理知识，别人的方子一拿来，心里有一定的底气，如果有用药不对的地方，能够一眼看出来，然后提醒来抓药的人。假如是任何医理知识都不懂的人怎么能够看出来呢，别说一眼了，就算是十眼，也看不出药方里边不对的地方，且有些人直接来问病吃药，不懂医理的话就不能准确给人家发药。

不论是学徒时候，还是在丸药房当丸药头的时候，我都利用空闲时间一直看医书，对医理知识有一定的了解，所以，当我向经理毛遂自荐的时候，经理一口就答应下来了。人呐，是艺多不压身，多学多读点，不知道什么时候就能用上。

我想起我当学徒还没出师那会儿，年终盘点，要打盘点表，我还没进鹤年堂那会儿就已经学会打算盘了，是我父亲特意找人在家里面点着煤油灯，让我在灯光下学打算盘，一个冬天就学会了"九归"，算盘打得倍儿熟。当时学的时候也没有想过是不是用得上，学了总是对的。知道我会打算盘，掌柜的就让我上柜房打算盘，师兄们大多挺羡慕我。柜房上仨算盘，一个人念钱数，三个算盘打，就我一个是小徒弟儿，人家都是老先生，每次一打完都是我先报数，我那时候的心情是骄傲的，也由此明白了多学一点总是有用的。

《四百味》是本药书，名字是四百，实际上有720种药，主治功效四个字就概括出来了。千金子解毒行水，南百合润肺止嗽，金银花清火败毒……

我读《六言杂字》，这本书头一句就是："自古人生在世，俱秉五行阴阳。"当时我不了解里面的深意，到药店才知道中医学讲究五行学说。五行学说民间顺口说金木水火土，医学上的顺序是木火土金水，五行相生相克。相生：木生火，火生土，土生金，金生水，水生木。相克：木克土，土克水，水克火，火克金，金克木。五脏与五行的关系：肝主木，心主火，脾主土，肺主金，肾主水。我不能说我已经参透了里面的深意，中国五行学说历来博大精深，又有何人能参透呢？但我以前做学徒时念这些觉得非常有趣，而且五行能跟人体的五脏六腑牵扯上，太神奇了。

念完了药书，也知道大概药用了，然后学"认斗子"。拉开药斗子，里面有一小票，小票上有产地、品名、别名、功用，见到当归，"当归补阴而养血"，一味一味地认药、认斗子（现在的药斗子里没小票，以前就是干了活也学到了知识）。一种一种药和念的药书上面对照，当归也分当归头、当归尾，功效不同。至少得认一个月，稀奇古怪的什么都入药，海里面的海星、海马、海胆。指甲草籽儿，叫急性子，花打籽儿之后，太阳一晒"啪"就开了，籽儿就蹦出来，所以叫急性子。抽葫芦就是葫芦瓢，冬瓜皮、浮小麦这些都入药。核桃中间的叫分心木，补肾养精止汗，肾虚的人泡水喝，时间长了就有补益作用，很多家里扔的都可入药。当学徒的时候800多种药，现在1000多种，又加上200多种新草药，这些药都得认识，还得知道别名儿，比如金银花，也叫忍冬花、二宝花、双花。

人说，先生，我家里有人感冒了。你必须得问男女年纪、是否有孕，根据这些给人发药。一种病最少要掌握三种药，一种人吃了不管事儿还有下一种可以换。我年轻时候抓药，人问："我小孩脱肛，"少见，把我问住了，知之为知之不知为不知，不知道不能瞎说，问闸柜的（柜台经理），说吃混元丹。一种病三种药，要是都不管事，再问大闸柜。一般病可以自己发药，重病就都要推了，对患者要负责任。

具备了这些条件才能去抓药。先得学，老先生在旁边看着。过去抓药是单摆服搁，按方子顺序，一味药一味药单摆着，一味药一包，都是单包。药斗子里有小票，抓药先把小票搁纸上，再倒药，顺序按方子上写的。拿过方子，先审方，看有没有反药、畏药、禁药，方子用"鉴方子"（木头棍儿）压着，抓完药让大闸柜的检查，查过盖戳。一小包一小包包好再包大包，包成一口印。2008年北京奥运会期间还做了宣传，我穿长袍给抓过药，现在也没人知道怎么包一口印了。在柜台里抓药的好多术语现在也几乎没人知道，小包的纸，叫一钱、二钱、三钱、一两，门票叫官纸，再大叫中联儿，最大叫四联儿。沥药的药篦子，也有叫小笊篱儿的，几服药给人几药篦子。抓鲜药，纸上得搁蜡纸，免得洇湿了。贵重药搁红棉纸，如冬虫夏草、沉香之类。鹤年堂药最全。

我正式抓药3年，年轻爱干活，抓药经常得状元，拿了奖金请大伙听戏看电影。后来工作常调动，但47年的工龄，没离开过药业。

第二章

诉说鹤年堂的养生故事

溥仪弟弟怀念的五味槟榔

中国的城市，一个上海，摩登之城，清末战火中辉煌起来，20 世纪初，万国民众在那里建造出万丈高楼，浓烈的商业气息绵延至今；另一个北京，古老帝都，一片瓦一株草里面都藏满了厚重的历史和文化。而要说这北京的历史和文化，绕不开它遍布全城的"老字号"，再要细算这老字号中间最老的一家，还真是我们鹤年堂，它比故宫和天坛都大 10 多岁，跟我们这些 90 多岁老头子一样，经历风雨，砖瓦廊阁里镶刻着讲不完的老故事，匾额抱柱上书写了道不尽的旧人情。

从 1405 年，大诗人丁鹤年在菜市口开办鹤年堂以来，600 多年过去，鹤年堂的门前头，有朝野重臣来抓药，也有平民百姓来开方，有守边元帅给写的回谢大字，也有老人孩童给送的感恩特产；皇亲贵族对它念念不忘，乞丐劳工当它救世菩萨。这个地方，满钵满箩的事情可以说，千头万绪，先从跟我们老东家刘一峰关系最密切的这个大人物开始讲吧。

1943 年初春的一天，我跟陈玉峰师兄在前边儿值柜。值柜呢，其实是给前柜抓药先生打下手的，每天两人，一般是小学徒担任。前柜忙，抓药先生只顾得上拿眼前斗子里的药，方子上若有鲜枇杷叶、鲜芦根等鲜药，就把手边铃儿按响，值柜听见赶快跑前边来，先生告诉你鲜枇杷叶多少、鲜芦根多少，三服的量，值柜再回后边院子，把冰柜里的鲜药称够三服的量，鲜芦根洗净切段儿，枇杷叶剪丝儿，垫上蜡纸放好，送到前柜去。方子里细料和贵重药，比如犀角、牛黄清心丸、活络丹等，也是学徒拿上抓药先生写的条子，到细料房去凭条取货，垫上红棉纸送回前柜。再来有些方子的药后头写着煨、米炒、土炒等，都由值柜去厨房给加工。这样有两个下手，前柜才不至于耽误时间，安安心心接待顾客。除了这些随时应变的事情，每天早晨起来值柜都要先做一些准备工作，瓜蒌要蒸好压扁剪成丝，大熟地切片儿，厚朴用姜炙，诸如此类。还要整理冰箱，把各种鲜药规整处理停当。所谓冰箱，当然不是我们现在家里摆的电冰箱，而是一个硬木大柜子，底下放天然冰，冰上有木架子，把要冰镇的东西放在架子上。以前念《诗

第二章

经》，有一句记得是"凿冰冲冲，纳于凌阴"，凌阴大概就是这种类型的冰柜，已经有 3000 多年历史了，中国人真聪明。

那天 10 点左右，抓药的人还不是很多，门口进来一个人，衣着整洁奢华，看着很有气度很文雅。我觉得纳闷，京城这些常来的达官贵人，大伙儿都认识，进了门就知道是找谁，或者抓什么药，直接迎上去接到会客室，给端茶水让坐着等。可眼下这位先生，我却不知道是谁。抓药先生迎上去，问：

"您，找人呢，还是抓药呢？"

"我找你们经理。"

先生声音沉稳，而且有种硬朗的精气，递来一张名片。抓药先生交给我，叫我赶快拿着名片去后头叫经理。我虽然还是个小孩子，但在鹤年堂各色人物见惯了，心里知道这人不同寻常，这样想着自然脚下的步子就加快，几乎跑起来。

到了经理室，经理看我毛毛躁躁跑，像平常一样斥我："小孩子做事要稳，跑这么快做什么？"

他接过名片儿，整整衣服，立刻往前面赶。两个人见了面，边聊边走往柜房去。

师兄把大褂儿帽子给客人摘了挂到木实架子上，我去端茶水，回来听见他们聊。这位先生来为两件事，一呢，要买我们的五味槟榔；还有他听说鹤年堂那块严嵩写的匾，日本人出两万银圆要买。

客人跟经理分析利弊，认为匾不能卖。我们经理和他想的一样，说："别说两万银圆了，给再多钱我们也不卖，已经回绝他们了。"

事情谈完，客人说要看看匾，有人送来一包五味槟榔，掌柜拆开，跟客人说："您先含着，咱再好好聊聊我店里这些字儿。"客人接过纽扣大的槟榔，噙了颗在嘴里。客人评价严嵩的字说："这'鹤'字的宝盖儿，放在上边庄严大方，好。严嵩这个人，奸臣是奸臣，还真有些才。"一听就是行家，又看杨椒山的楹联："欲求养性延年物，须向兼收并蓄家"，也赞了说是刚硬有力，真正的好字儿，有人品在笔墨里边。看了看，觉得二柜上边发空，说："这里也该有两幅字。"掌柜接过话头，说："那劳您给补上吧。"当下客人就同意了，我心里更好奇，这人到底是谁，这么容易就答应。

经理吩咐师兄去鹤年堂对面的纸店买了几张宣纸，回到柜房，把大条案上的台布拿掉，左右两张纸铺开，客人挥笔四个大字"灵丹""妙药"，一气呵成，笔墨庄严，落款名字我没认清楚。这两幅字后来直接裱好，装上镜框就挂在两边儿了，特别有气魄，懂的人见了都说功力不凡。

客人要走，经理留吃饭也没留住，买了几包五味槟榔拿着，上车就离开了。经理回来问我们："你们猜刚才那人是谁？"

我们大都摇头，"面生，没见过。"

经理又问："你们听过有个说法叫南张北溥吗？"

有人点头了，好像是知道，大部分人还是一脸的迷惑。

"当今绘画领域有两面大旗，一个南方人，一个北方人，合称南张北溥，南张指的是张大千，北溥就刚才那位先生，溥儒，也叫溥心畲，是恭亲王的孙子，正儿八经爱新觉罗家子孙。当年光绪帝病逝，他也在新皇帝候选人的名单里，跟宣统皇帝是堂兄弟。清朝皇室，他最有才气，五岁谒见慈禧，老太后见了夸他是他们爱新觉罗家最有灵气的。咱们刘一峰掌柜跟他熟，两家是亲家，刘一峰的儿子刘琛娶的就是他家女儿毓涛华。王爷胃不好，卢掌柜常派人往他府上送五味槟榔，今天王爷路过就自己来买了。"

经理累了半天，说了这些话，回去休息了。以后再见到刘琛，我们都开玩笑"驸马爷来了"。王爷的女婿，搁从前可不就是驸马爷？

南方槟榔，北方吃法

说起这五味槟榔，可真是宝贝药，我们自己家也常备。那时候孩子都小，胃弱，偶尔不注意，吃了难消化的食物，当下身体就有反应，跟在老伴身后嚷："肚子胀，肚子胀。"老伴去柜子里，拆开药纸包，把槟榔凿小块，拿给孩子，让含着，效果很好。原来不只我们这些平常老百姓用它治病，连堂堂皇族也将它放身边，常常口含以缓胃痛。

五味槟榔的确是好方子，制作起来很费工夫，要用的药料特别多。尤其鹤年堂，它不怕琐碎、不怕费料，做出来的槟榔不仅药效比别家强，而且好看，小小一枚枚麻花儿似的纽扣，十分精致。

先要准备蔻仁、砂仁、枣槟榔、月石、普洱茶、柿霜等24味药，交碾房，用电碾子给轧成粗末儿。然后兑生姜和金鸡纳霜，金鸡纳霜就是奎宁的俗称，治疟疾的常用药，也是针对胃病的，比例为六斤药末儿，生姜十分，金鸡纳霜三分。药料拌匀之后，用江米糊和团，放入模子，刻成一个一个的小圆锭。服用的时候，一定要是噙在口里慢慢地含化，让药性慢慢地渗进身体里。味道很好，没有特别重的药味，也没有槟榔的冲味儿，孩子大人都可以吃，跟现在健胃消食片类似，疗效要更显著。这味药的君药自然是枣槟榔，槟榔未熟前采摘下来晾干制成枣槟榔。

现在超市、小卖部里都有袋装的槟榔卖，有人常嚼，有人就受不住那个味儿，因为是北方人，还有不习惯。你看台湾、广州，种槟榔、吃槟榔，人人都知道槟榔是好东西。而且槟榔这名字中的"宾"和"郎"，都是贵客的意思，可见南方人眼里槟榔的贵重。有些地方儿女娶妻或者出嫁，彩礼和聘礼一定有槟榔，去人家送礼提的也是槟榔。南方潮热，瘴气重，人在那个环境受影响，肚里生蛔虫，容易得痢疾，肠胃也更脆弱，槟榔杀虫消滞，常嚼可以预防许多病症，所以南方人爱吃。到了北方，加进各种益脾胃的药材后，制成五味槟榔，充分发挥出槟榔治疗积滞胀气的功效，而且符合北方人口味，成为一种零食似的常用药品。干燥的槟榔壳也是一味药，学名叫大腹皮。

像溥心畲先生，听说去德国留学之后，回来定居在台湾。该说台湾是槟榔的重要产地，制作槟榔的方法花样百出，治疗王爷胃虚弱的槟榔药品肯定有。但是，这人吃惯了鹤年堂的五味槟榔，听我们掌柜说，他半辈子都在念着，偶尔来信总要提及："打小北京城长大，台湾这种南边地方，怎么也住不习惯。人渐渐老了，脾胃更虚弱，加之台湾饮食的不适应，经常是胃里难受，吃什么都难消化，治疗的药也没停过，但总觉得不起作用。还是你们鹤年堂的五味槟榔啊，又好吃，又好看，效果又好，不知何时能再回去，看看紫禁城，含两枚你们药店买的槟榔，我这胃病，大概也是个思乡病。"那时候，两岸没办法交往，溥心畬声望地位不同，他的信能想办法到我们掌柜手上，但我们却没有门路把他日思夜想的五味槟榔寄到台湾去。可惜了，这也是我们掌柜一直老了还惦记的事。

人的一生，名望、家世、金钱、才华，哪怕应有尽有，总有些心愿不能顺遂。溥心畬和张大千向来有"南张北溥"之称，都是当时中国一等一的大画家。即使在台湾，溥心畬他画一张画出来，就够吃一年半载了。士农工商各式各样的人都争着收藏他的手稿，连宋美龄也仰望他的画技名望，派人去说要拜师于他学国画、书法。你猜这先生怎么回话？先生说："跟我学画行，但有个规矩，必须是到我跟前儿来磕头拜师，不拘哪个，我的规矩不能坏。"宋美龄终于是放不下架子，这师也就没拜了。溥心畬先生的人品可见一斑，真有骨气。我虽少年只见过一面，但至今能忆及模样和气度。

1968 年，溥先生在台湾病去，埋骨他乡，再不能吃一枚鹤年堂的五味槟榔，心愿不了。1974 年，刘一峰先生于北京离世，几十年过去，终不能寄包鹤年堂的槟榔给王爷，临终尤以为憾。当年先生豪气题写的"灵丹""妙药"四字，也早已不知所终。而这一段持续半个世纪的情义，随着故人尽逝，逐渐消逝，成为历史的尘烟。唯独牵系两者的这味药——五味槟榔，至今未被其他药品取代，仍旧履行它治病救人的使命。

"曹菩萨"广施菩萨心

鹤年堂历史上，先后经过四个家族掌管，明朝中后期到清朝中叶的 200 多年时间里，是在曹蒲飒家族手里。人如其名，"蒲飒"和"菩萨"同音，我们鹤年堂这位老掌柜，还真是个和"菩萨"一样有救世功绩的人物。我自在鹤年堂，就常听老先生们讲关于"曹菩萨"的种种事情，口耳相传，虽然是四五百年前的人，但感觉其事迹影响至今，仍体现在鹤年堂的体制人事上。

明朝到了嘉靖皇帝的时候，朝廷风气坏透了，大臣们勾心斗角玩权术，真正心系百姓的人很少。有一年南方闹瘟疫，救济的银子拨不下去，大量百姓背井离乡往北方逃。那种场面，民国时期我也见过几次，真的是人间地狱，沿路孤儿号哭、老人病倒，天昏昏、地惨惨，谁看了都心痛，可是普通人往往没办法给予帮助。灾民们入京，从广安门进来就到鹤年堂门口了，大家虽然可怜那些人，但也怕传染，说要把门关了，等这阵子过去再营业。不然的话，大批大批流民全从门前边儿经过，累了病了的横横倒倒就靠着门柱子歇下，人太多，还有的直接涌进店里，让给施舍和看病。

那么大事态，提议关门停业也是没办法的事，大部分人都赞成，唯独曹掌柜不同意。带一帮徒弟伙计去后厂库房，把连翘、大青叶、天花粉、葛根等药材全搬到大厨房，生起火，药料倒大锅里，开始熬。药味铺铺洒洒，漫得整座宅子都是，人们经过门前，都能闻出来，好奇这药店在做什么这么大动静。

熬好了，几个人抬出去，难民们以为是施粥，全都涌上来，一问说是防瘟疫的药汤，灾民找来破罐儿瓦片儿，街坊四邻拿着锅碗瓢盆儿，都来打，回去喝下。这汤还真管用，那段时日，不仅鹤年堂自己人，所有喝过这药汤的人，都避过了那次大瘟疫，平平安安，没染上病。

后来事情传开了，整个北京城沸沸扬扬，老百姓都说："朝廷靠不住，不管百姓死活，这鹤年堂出菩萨，世上哪有这样大慈大悲的人呐。"

朝廷里的宰相严嵩这批奸臣，年轻时候也受过我们曹掌柜照顾，可惜当了权，忘了百姓，只顾着自己敛财升官，听说鹤年堂舍暑汤的事儿，不知道脸红不脸红。而忠臣良将杨椒山和戚继光等人知道了"曹菩萨"的善举，都写折子让皇帝表彰，甚至到鹤年堂替朝廷给曹掌柜道谢。这些个人，都是给鹤年堂题过匾额写过祝词的，与曹蒲飒终身为友。

戚继光打仗，前边儿讲过，亏得鹤年堂大量行军丹和刀伤药的供给，使得千万士兵，虽身处南国战乱，却保住一条命回到家乡与亲人团聚。暑药也好，行军丹也好，这些针对众多不知姓名的劳苦大众所施散的药品，一股脑儿救助无数人，此种大功德，老百姓称之为"菩萨"并不为过。

"曹菩萨"熬的这药，其实是用"清瘟解毒汤"的方子配成的，称作"避瘟金汤"。那次瘟疫以后，夏天舍暑汤的习俗就在鹤年堂保存了下来，近600年的漫长时间里，年年如此无间断。

我在鹤年堂的时候，每年六七月份，北京城热得只听见头顶老槐树上知了儿乱叫，又吵又闹，人都不出门了，躲家里摇扇子避暑呢。店里头我们这些职工悠闲不了，天刚亮赶早醒来，厨房里大锅，提几桶清水，用干净笤帚，里里外外刷干净，亮锃锃不见丁点黄锈和黑尘，灶火烧足，煮大半锅水。旁边一人劈柴，肉红色厚墩墩大榆木疙瘩，劈好了整整齐齐码灶炉跟前，随时添柴。8种草药，藿香、香薷、苏叶、甘草、川朴、广陈皮、金银花、黄蒿，剁碎了，找一大纱布袋子，包起来束好，搁进煮沸的开水中开始熬。熬出来的药汤倒在大缸里边，锅里加水再煮第二回，反复三次，直到把药熬尽了为止。能熬出满满一水缸的汤，好几个壮小伙儿才搬得动。还要再备好些水杯、瓷碗儿，一大盆清水，一大盆高锰酸钾泡的消毒水。

等都忙完准备好，太阳正好当中，大家全是满头的热汗涔涔流。门内摆一张木桌子，水杯、碗、清水和消毒水放上边，最后抬出暑汤，前来打暑汤的人陆陆续续都来了。只派一小学徒桌后边站着，用过的杯子和碗先过消毒水再用清水涮。暑汤老百姓自己舀，量多量少没人管。

这汤没什么药味，香薷啊，甘草啊，都是一些清热解暑的平常草药，除了黄蒿有点儿苦味儿，其余七味药要么没什么味道，要么如甘草本来就是甜香的，所以熬出来的药汤很好喝。鹤年堂舍暑汤的事儿当时整个宣武区皆知，附近几条胡同人家，都叫孩子拿瓶子来打；拉黄包车的路过，回头跟客人说："哟，您等会儿，我去喝点暑汤去，"跑过来拿杯子先喝饱，再往自己水壶里灌满，提回去拉车继续干活儿；有些坐着私家车来买药的达官显贵，走前也会叫下人打些暑汤带走。不光是老百姓，我们自己的职工，也都端着大茶缸子去舀了喝，可真的是全民饮料，大家都喝。

现在没这个习俗了，不过我看市场上五花八门的矿泉水、果汁、可口可乐什么的，就算重新推出舍暑汤，恐怕也没人来喝，时代不同了，好东西大家也不见得知道珍惜。自己家里倒也还可以熬，不麻烦，藿香6克、香薷10克、苏叶50克、甘草5克、川朴5克、广陈皮5克、金银花5克、黄蒿3克，纱袋装好，搁开水里边熬成药汤就可以。晾大玻璃杯里，全家老少当水喝，清热解暑，健脾利胃，有百利而无一害，不妨喝一个夏天试试，全当尝个新鲜。

后来大家给这暑汤起名叫"甘露饮"，这汤黄澄澄的，给人一种嫩叶上露水的清凉感。观音菩萨手上玉净瓶，传说装的就是甘露，将暑汤换名"甘露饮"，也大概和"曹菩萨"之誉有关系。500多年一碗汤，早先为解瘟疫之灾，而后专做祛暑之汤，救人惠人，虽不过寻常草药举手之劳，但如今这个趋名逐利的世界，已经少有这样单纯的善举了。

我记忆里头，只有两回鹤年堂来人的数量和场面超过了舍暑汤的日子。来的人都是冲着鹤年堂另一种清凉解暑的好东西，和甘露饮一样，老少咸宜，滋味妙无穷。

戏剧名角润嗓专用"水"

玉露琼浆，中国人想象天堂神仙们每日喝的就这两样，甘露和美酒。这样算来，鹤年堂实乃仙境无疑。要说美酒，鹤年堂的宫廷玉液，明清帝王和慈禧太后曾靠它养生。至于甘露，鹤年堂的五色露水，巨贾高官和梨园名角常得其助益。美酒留待后面说，接着前面的话，咱们先来讲鹤年堂的各种露水儿。

甘露饮名为"甘露"，其实是药汤，并不算真的"露"。清晨，看见植物枝叶上亮晶晶的露水珠，那都是夜里边空气中水蒸气遇冷凝结出的。鹤年堂有一类药，制作方法和大自然生成露珠的原理相近，这类药叫"露"，品种很多，其中的荷叶露，是除了暑汤外另一种解暑消夏的常备饮品，比暑汤滋味更美也更冰凉解渴。因为生产工序复杂得多，不能像暑汤一大缸搁门口随时喝，只有那两回大事情，提前备下供上百人饮用的量，赶巧，都由我负责。

第一回是有个政界的大人物去世，出大殡经过珠市口至广安门外这一段，事先通知各店铺都备好茶水，到时候送殡亲友和官员要喝。鹤年堂最要紧，说是会在门前停灵休息。经理和掌柜们都很重视这个事儿，我们小徒弟也知道这人家世声名了得，鹤年堂外停灵，送殡的主要人员，尤其家人亲信肯定都要进店堂里边坐会儿，必须事事安排妥当。头三天开始漉荷叶露，热啊，三伏大暑天，暑汤不够凉爽，荷叶露提前做好，冰箱里冰镇着，当天取出，冷飕飕才解渴。我当时在丸药房，掌柜把这事儿交给我。

有个专门漉露水的器具，叫"漉水甃"，上下两截，上边一截儿盛凉水，下边儿一截儿，把洗干净切丝儿的鲜荷叶装大纱袋里，放进去。两截儿交接靠下边儿有一壶嘴子。"漉水甃"抬到铁锅里煮，底座受热，荷叶汽就变成蒸馏水沿壶嘴儿滴溜出来。凉水要不停地有人换，免得热起来就漉不出东西了。1斤荷叶漉出4斤露水，就该换新荷叶进去，只能漉这点儿，最多1斤出5斤，否则荷叶味儿淡了不好喝。

出殡当天，一早，柜房里头摆茶水和暑汤，二三十条长凳。大条案上，西瓜切薄片儿一碟儿一碟儿，"哈德门""大前门"好几种香烟，茶叶也是龙井、普洱等上好的拿出来。搬了一些"净面室"的洗脸架子，铜盆里清水都放花露水进去，崭新的毛巾挂架子上。不到正中午，街上先满满当当挤满老百姓。出殡的场面比想象中更大，64人抬杠，当兵的两边儿跟着护卫，前前后后尽是高官富商，从珠市口到菜市口，沿路雪柳白苍苍，天上黄雨一样落冥钱儿。围观老百姓也全肃穆站着，送逝者一程。

到鹤年堂，停灵。重要家属和负责人员迎接到柜房内，端上一壶一壶冰镇荷叶露，大电扇开着。外面抬杠的也歇着吃茶、喝暑汤。屋里人，洗把脸，喝两碗荷叶露，差不多头上汗珠子干透了，出来，起灵。浩浩荡荡黑白两色长队伍，迎着烈日头走出城门。那种阵仗，不论谁看了都要动容震撼。

还有一回，事情类似，是一个富甲天下的商业巨头出殡，也在鹤年堂停的灵，荷叶露备好，送殡人喝了都说："好喝，好喝，真凉快。"一碗荷叶露下去，多少浇淡一点送葬队伍的阴郁气氛，否则那样干热天里，人人心头的悲和痛真要干灼燃出大火来。逝者已逝，这样也能让后人清清凉凉地再陪他走一程。

荷叶的好处，前头荷叶粥讲过，清火解毒，不细说了。这荷叶露，只要有蒸馏设备，自己家也能做。一定要冰镇后喝，香气、口感，都是一等一的好。漉露水的时候把纱袋里的荷叶换成菊花，就是菊花露，败火明目，苦森森的菊香味儿；换成玫瑰，就是玫瑰露，活血养颜，端出来光那个香气，就叫人醉红两颊，仿佛新涂了胭脂的好面色。换成鲜石斛，就是我们下边儿要讲的鲜石斛露了。

有天早上，我照例在陶然亭公园散步，路走完，看天气好，干干净净没有雾霾，心里很舒服，就到凉亭中间吊嗓子。一段《将相和》唱下来，听得一片叫好声，才发现亭子周围聚来许多人。"大爷嗓子真响亮，您高寿啊？"有个年轻小伙子喊着问我。"90！"我笑着答。

不出所料周围人全是难以置信的表情，我早习惯了，只管乐呵呵笑。小伙子回说："主要老先生您这嗓子、这声音、这气派，实在不像啊。"我还是乐，唱戏这门手艺，算一算也练了60多年，声音响亮，不单因为身体好，更因为真喜欢，所以自青年时起不间断勤学苦练，才能有现在的状态。要说怎么喜欢上的京戏，鹤年堂来来往往太多梨园界名角儿大师，鹤年堂上上下下也出过不少唱功一流的票友，大环境影响，加之我性格开朗，看戏、唱戏大家都一起，很热闹，我很乐意参与。我当丸药头那会儿，丸药房有个徒弟叫梁启俊的，他是"裘派"创始人裘盛戎的干儿子。去戏园子听戏，里边儿唱戏的打杂的都认识我们，不要票，人少找地儿坐下听，人多位满去后台听。裘盛戎经常来鹤年堂，唱戏最重要的是嗓子，有种叫鲜石斛的中药，润嗓清喉效果好，他身上不能断了鲜石斛，每天休息时含着，对嗓子就是个保养。

1945 年，日本投降，紧皱在北京城上空的那股压抑破开了，阳光漏下来，万里晴蓝，至今记得那段日子处处弥漫着人们的欢喜和期待。有天，裘盛戎很高兴地来鹤年堂，不等我们招呼，他先到大闸柜吴相臣跟前，特别快乐地说："后天新新剧院有我戏，去听戏找我。"转过头对着店堂里其他员工说："你们有空都可以去。"吴先生问他："您唱哪出？""大探二，金三爷给我唱头段。"

先说这大探二，其实是三段戏的合称，《大保国》《探皇陵》《二进宫》都唱就叫"大探二"。金三爷指的金少山，当时净角里边最有名的一个是裘盛戎，一个金少山，而且金少山是长辈，名气和地位都更尊贵。戏台子规矩多，先唱的往往是名声小些的，一段下来，底下人停了乱糟糟找位子招呼朋友的扰乱，后边唱的才是主角儿，金三爷给裘盛戎唱头段，就有让裘老板压台的意思。

裘老板说着说着咳了两声，吴先生听着觉得不对，"您嗓子没事儿吧？""对了，对了，最近嗓子紧，有点发干，含着鲜石斛舒服些，不含就不舒服，今儿来也是想叫你们给看看。"吴先生叫我："雨霖，你们之前漉的鲜石斛露呢，拿一瓶给裘老板。"我去后边取了一瓶，对了，嗓子干，石斛露是最好的，喝下去喉咙立刻滋润。"石斛片您坚持含着，那天上台中途饮场的时候你再喝瓶儿鲜石斛露，两手准备，保准响亮亮唱到底。"吴先生给裴老板细心交代了，裴盛戎说："我听您的。"买了一瓶鲜石斛露走了。

新新剧院要上演的这台戏，为的是庆祝日本投降，之前北方日据，南北交流不通畅，所以现在要让南北合唱一出戏。南方来了王博生，北方是张君秋、裴盛戎和金少山，全是大名角儿。裴老板说给我们戏票，就是个场面话，哪找票去啊，拿票听戏的全是有头有脸的人物，黑票价格都要到通了天，戏园子内外密密压压挤破头，长安路南那一块比平常都热闹很多。所以当天，吴先生没去，我和梁启俊也没去，不费那个事儿，去了也白去。大家聚到后柜，摆上话匣子，最早的收音机，聚精会神地听"全国直播"。

一上来，《大保国》，张君秋先唱，不愧是"铁嗓子"，金糕拌梨丝儿，又脆又甜，当得起"四小名旦"之誉，头彩满堂好。王博生一开口，也真的是名角儿气派，也碰得了头彩。接下来，该金少山，"倒板徐彦召出朝房"，气冲牛斗真漂亮，掌声叫好声一片。"咦，这不是金三爷的声音。"大家都听出来是裴盛戎，唱到"功劳簿并无有国太令尊"时，全场沸腾，鼓掌叫好。这时王博生嗓音有些哑了。下一场《探皇陵》，也没有金少山，还是裴盛戎，调门高，越唱越有劲，掌声不断。最后《二进宫》，猜到了，金三爷应该没去，给人唱头段不愿意，裴盛戎继续，因为王博生调门落下来嗓子不行了，按梨园行规矩"就低不就高，不能挤对人"，裘盛戎和张君秋调门都要低下来，就那么平平淡淡顺顺利利唱完结束整台戏。裘老板可真露脸了。

第二天，裘盛戎又来了，跟吴相臣大闸柜道谢："谢谢您嘞，这鲜石斛露可真管用。"我们也都笑，起哄："裘老板昨天唱得真好，没听够，再来一段，再来一段。"

菜市口往东一段路有条棉花胡同，戏曲界许多大人物都住那儿，荀慧生啊，尚小云啊，全是当时中国数一数二的名家。因为近，跟鹤年堂熟，平常抓药不用付现钱，让伙计拿折子来直接取货，年底一块儿结。他们每天吊嗓子唱戏的，鲜石斛是常备药，它有滋阴养液、清音散结的功效，声音发闷、喉咙嘶哑、口干舌燥，都可以服用鲜石斛。据说梅兰芳到 60 岁还能婉婉转转顾盼生姿地唱穆桂英、杨贵妃等，就是靠的常年喝鲜石斛茶，嗓子保养得好。而石斛露，更是把石斛里最多的药力蒸馏出来，嗓子损伤之后，喝了立刻能恢复。

现在的年轻人啊，你看电视上，从早唱到晚，谁音高震耳谁就名头大。不光唱歌的，说话的人也不好好说话，一个个声音放到最大，吵架似的就在那屏幕里头不嫌累。所以我怕看电视，吵得耳朵痛。真是心疼这些孩子们，幸好，之前新闻上说那个什么"好声音"的节目，大家都知道用鲜石斛保护嗓子。

声音是靠喉咙振动发出来的，你声音高、说话快，振动就激烈，振动久了自然要发热，烧成一块热铁的时候，就会难受不舒服。鲜石斛是凉性清润的，服下去，经过嗓子，那块烫铁的温度才缓缓降下去。如今像北京城的天气，时不时遮天蔽日的黑雾霾，空气里脏东西多，人天天呼吸，那些脏东西吸进去首先进到喉咙里，对嗓子伤害极大，所以咽炎高发。鲜石斛能专门清理喉咙，把尘埃清除掉。

因为常听戏常看戏的缘故，我们师兄弟基本都是资深票友。我是学的裘盛戎"裘派"，唱花脸儿，经理卢席卿唱老生，刀房有个师兄吴海会拉胡琴，几个人每凑一块儿，都会被撺掇着表演。京剧给我这一生带来了数不尽的乐趣。晚辈们都不听咯，常常是等他们都出去上班上学了，我一个人，会把电视调到戏曲频道，聊胜于无。新人们平常不用力，唱的和当年那辈儿人没法比，偶尔有几个天赋高的孩子，声音出来，我听着还是开心，真希望有个像马连良、裘盛戎这种好师傅给培养培养。孙子天天耳朵里带着个耳机，听的什么我不懂，有时候音量太大漏出来，哐哐锵锵好像凿铁砸锅。有段日子，他常很晚回来，醉醺醺累得不成样子，说话声音嘶哑像老太太一样。后来听他爸讲，说一群孩子晚上去卡拉OK喝酒唱歌。唉，年轻人有年轻人的爱好，身体不能糟蹋，尤其嗓子，坏了说话没精神，整个人也会无精打采。我心疼孙子，叫儿子在鹤年堂抓了许多好的铁皮石斛让他经常吃，还自己找了个小小的蒸馏器，给他漉了几罐石斛露。

市场上的石斛，种类很多，作为"九大仙草"之一的鲜石斛，已经和人参、灵芝、冬虫夏草一样成了富人们送礼装点门面的药材。我是干这行的，分得清好次，平常百姓，眼花缭乱真不知道怎么个挑法。

鲜石斛露的好处是，用起来见效快，老年人喝了祛痰化湿，喉咙清爽；青年人嗓子用得多，喝了清咽利喉，保持声音响脆不嘶哑。但石斛不常见，露水也不是随时可以漉，有点麻烦，养生效果却特别棒。我在这里写这些字，书桌上刚还摆着一碟儿，累了捡一颗嚼，慢慢嚼，慢慢休息，也好停笔想下面的故事，一举三得，样样事情不耽搁。

嚼"铁蚕豆"的老掌柜

我每天要写 2 个小时的字，脑子清爽，人就很精神。年龄大了，绕来绕去，总是回忆多，越靠前的事儿记得越清楚。我就是想啊，自个儿把身体保养刚强咯，脑子呢，多写写多想想，不至于衰退，坚持走路锻炼，还有唱戏的爱好；这样，乐乐呵呵，健健康康，不给儿女生事情，好好过老年人的日子。里里外外，从精神到身体，我都尽力保护它们了，老天爷他老人家，也自然不找我麻烦。回忆着，回忆着，就想起一个特别有意思的人来。

由珠市口到广安门这一条街，菜市口这段，说它繁华，是因为它过往的商队人马多，茶庄、酒铺、粮店、油盐店、鲜果店、干果店、糕点铺、棉花铺、绸缎庄……吃的喝的住的玩儿的用的，应有尽有，最多是药店，体仁堂、同寿堂、鹤鸣堂、沛芝堂……各式各样，太多了。鹤年堂对面有家很大的点心铺，掌柜是一特有意思的老头儿，那会儿60多岁吧，闲着就到我们店串门，每隔三天必定会买一样东西，要三两，不多不少，我们都算着日子给他备好。

这个掌柜你一看见他，入眼首先那一头竖起来硬邦邦的短头发，乌黑锃亮，年轻人里也少有那么好的发质。他不仅是头发硬，腰板儿肯定更硬，身体仿佛白桦木一样笔直，清瘦，很有些仙风道骨的气度。走起路来，像个将军，步子好劲道。整个人就是"正"，说不出来的有力量。我们开玩笑，说他这么刚硬一个人，偏偏开的是个点心铺，净做些松松软软的糕点。这掌柜也爱听我们讲笑话，说他这叫"外刚内柔"。他人虽然"硬"，可是整天笑呵呵的像孩子一样好玩儿，要强较真，我们这些小徒弟都很喜欢他。

有时候晚上他打烊了来我们店，到后边院里，兜中装一包街南边儿干果店买的"铁蚕豆"，硬的硌牙。家里买了给小孩儿当零食，它不好嚼，一小把够吃一下午，磨时间占嘴用的，大人哪有工夫吃那个。这个人偏爱吃，每回来了，抓一把"铁蚕豆"撒石桌上，左边右边各一份，细细的一定要数出相同的颗数，有时候连大小都会分得足够均匀。开玩笑要用我们的戥子称，看是不是一样重，我们都知道他闹着玩儿，不给他真拿戥子。

"今天谁，来，今天你们谁跟我比？"简直是例行的比赛。吃"铁蚕豆"，比谁吃得快。人堆里爱说爱笑当头的全早被他打败了，见他来一溜烟儿躲远了，他就挨个儿抓小徒弟，看哪个没事儿立刻拎过来跟他比赛。这掌柜人好，也认识我。

"雨霖，来，今个儿你跟我比，上回差一点输给你了。快来。"

大家伙儿看热闹不嫌事儿大，知道我上回为赢比赛，牙齿被硌得痛了一周，这次还撺掇我。

"雨霖，去，跟他比，你年轻你怕什么，再加把劲，给咱鹤年堂争光。"

这些人根本一点都不可怜我年龄小。那豆子真硬，还青缨缨的，像没炒熟，他一颗颗往嘴里送，嘎嘣嘎嘣比吃花生米儿还利落，还笑着看我，我是咬牙切齿，嚼得嘴巴痛死了，面目狰狞地想加快速度，旁边师兄弟只管起哄只管笑。

很快，掌柜那一边儿吃完了，我这边抓起五六颗一块儿往嘴里包，用了吃奶的劲儿使劲儿嚼，也还剩几颗在桌子上，嘴里满满的基本没怎么嚼烂的整颗豆子。比赛结束，张口全吐。大伙儿笑得前仰后合，老早就知道我输定了。老掌柜玩儿高兴了，身上带的桂花糕掏出来给我，输者有份儿，然后买三两法制黑豆回去了。

一次买三两，一天吃一两，多年如一。他自己说："我这一身，硬头发、硬牙齿、硬骨头，我这一身硬气，全靠你们的黑豆养出来。"这话里虽有夸赞的成分，但也的确是实话。

中医认为，肾为先天之本，中医说豆是肾之谷，豆类食物专门养肾。咱们古人讲五行、五色、五方位、五脏，等等，它们都是相配的。五色中的黑属五行中的水，五行中的水走五脏之中的肾，所以黑豆最适合肾虚的人吃。医药不分家，经理掌柜天天跟我们讲，基本的医理不弄明白，是没办法在药行业工作的，所以整天要背五脏六腑的基础知识。其中一句"肾主藏精，主水，主骨生髓通于脑，开窍于耳及二阴，其华在发，肾与膀胱相表里"，意思是，肾掌管人的精气神，人体里水的摄入和排出跟肾有关，骨髓的生发靠肾，大脑、耳朵、排泄的二阴、头发，这些都是由肾主管。肾一旦虚损，第一表现就是精神头不足，很疲惫衰颓的状态。发须会变白变稀薄，牙齿会松动逐渐脱落，耳朵也可能发背，腰膝酸痛使不上劲儿，尿频尿急等问题出现，慢慢地身体在加速老化。

点心铺那掌柜他能坚持吃黑豆，分量固定的每天一两，也不过量，所以虽然 60 岁过了，肾还强壮，头发自然黑，不怎么泛白，骨头硬朗，牙齿倍儿硬，走路啊说话啊都是中气充足有力量的。这种事情，李时珍在《本草纲目》中也有类似记载："李守愚每晨水吞黑豆二七枚，到老不衰。"是说有个叫李守愚的人，每天早晨以水吞服黑豆27颗，老了人也不见衰颓。你看，他们都有相似的好习惯。

生老病死，受之于天，身体里器官的衰老退化，都是自然现象，非人力可以扭转，但你平常注意保养的话，比如车子顺着山坡往下滑，有一个阻力抗衡着，它下滑的速度相较慢一些。我们没有办法彻底解决年龄大了出现的身体问题，心里有养生的意识，比如这黑豆，像《本草纲目拾遗》里说的："服之能益精补髓，壮力润肌，发白后黑，久则转老为少，终其身无病。"虽然后几句白发变黑发、久服老人转少年、终身没有病痛有夸大的嫌疑，但前边儿几句所讲补益精神、壮健骨髓、增强体力、润滑肌肤，这些功效肯定能达到。您常吃一点，就是让头发白得慢一点，牙齿松得缓一点，腿脚痛得轻一点，耳朵背得迟一点，是一种缓冲。

我自己家，桌子上一定摆着一盘儿法制黑豆，因为它做起来容易，吃完了立马去超市和药店把黑豆跟几味中药买齐，一年四季，随吃随做。黑豆要选"雄黑豆"，超市都有卖，什么是"雄黑豆"呢，一会儿咱再细说。接着沙苑子、白蒺藜、菖蒲、炒杜仲、补骨脂5种药材，需要去药店抓。再加厨房有的核桃仁和大茴香两样食材，大茴香为药名，实际就是炖肉的大料。最后还需要一点大青盐，一种海盐，青海湖产的，颗粒要大一些，不好买到的话也可以用普通食盐代替。盐是咸的，咸入肾，加盐是要引药入肾，充分发挥所有材料的药性。

做的时候会费一点时间，儿子、儿媳上班忙，一般我一个人在家，算好了这一天没什么事情，就把这八种东西摆到案子上。大青盐和核桃仁先放一边，沙苑子、白蒺藜、菖蒲、杜仲、补骨脂、大茴香，6 种药熬汁儿，水没过药料就行，多了也没事，熬上半个小时，把药汁儿滗出来。加水再熬两回，所有药汁倒一块儿，用纱布把药渣滤干净。接着是泡黑豆，让黑豆在药汁里泡到膨胀发软，把药力都"吃"进去，泡 4 个小时左右。最后呢，煮豆子，这时候加进核桃仁儿和盐，先大火，后小火，豆子煮烂没有硬心为准，黏糊糊的上边包着沁出来的药汁儿，黑亮好看。前前后后七八个小时吧，但并不用一直盯着灶台，时间松松活活，熬、泡、煮，3 个步骤中间等待的时间可以做很多事儿，费时但不费功，全当给自己一天休息的空当。

遵古法炮制，简称"法制"，每种药品的用量有固定的讲究，法制黑豆的话，1 斤豆子，7 种配料各 6 克。补骨脂，药名儿说的就是它的性能，补骨髓的。沙苑子，《本草纲目》记载它"补肾，治腰痛泄精，虚损劳乏"。大茴香，开胃下气、温肾补阳的。杜仲呢，能补肾强腰，腰腿不好就用它入药。白蒺藜是明目的。还有核桃仁儿，都知道是健脑的。这些药基本上都入肾经，有补益肾脏的作用，所以说这古方子好，它能综合各种药材、食材的好处，给人体提供最大的帮助。

但东西虽好，不能多吃，多食损脾腹胀，每天三五十克，我常年这么坚持着。餐桌上摆一碟，家里来了客人，老人呢，我就说您吃这个，它固齿乌须发还能让腿脚灵便；孩子呢，告诉家长黑豆明目聪耳益智力；女客，跟她讲这是养颜美容的好东西；男子莽汉，一提说可以补肾壮阳也都喜欢吃。我这样跟人说，人在我这儿吃一回两回自然不抵什么事儿，但我就是想，从我自己的亲戚朋友开始，把这法制黑豆介绍给更多人。熟人们听我说了，知道它功效多，而且尝过之后确实好吃，我再把做法教给他们，回家大家伙儿也许就会买了黑豆自己煮。一传十，十传百，以这样的方式让更多人真正受益。我这几年上节目或者去给人讲课，为的也是这个。不过我口干舌燥想将好东西散布于世，往往切实接受的人并不多。

《老子》里有句话："上士闻道，勤而行之；中士闻道，若存若亡；下士闻道，大笑之。"意思是说，对的、正确的道理和事情，最高层次的人听了，他会努力勤勉去实践；一般人呢，听了和没听一样，左耳进，右耳出；最不济还有一种人，他自己不懂，还嘲笑你。现在的社会啊，第一类人越来越少，多的是什么也不愿意相信或者只会嘲笑别

诉说鹤年堂的养生故事

第二章

人的人，即使是存了济世救人的心，也经常是拳头落在棉花团儿上头，没有作用。我 90 岁了，日子宽裕，身体健康，一辈子受老天爷照顾，如今呀，只要能将肚子里这些养生保健的方子和道理传授给老百姓，真的再也无所求了。写这书，人看了，记一个法制黑豆的配方，听两段儿鹤年堂的旧事，我这里练笔动脑对身体助益，看的人学点养生法子，于生活也有帮助，我的心愿如此！

大部分知识和技能，只要是鹤年堂出来的，学到的都差不多，能到什么地步，全看个人才智。可是，鹤年堂有一样技术，却只传授给固定的几个人，而我，有幸学到了。

大使馆都爱这中国式"鸡尾酒"

过去的人称 20 岁叫弱冠，意思是到了 20 岁家族里头长辈要给你行冠礼，把头发束起来戴上帽子，你就是大人了。以前计年龄的方法有虚岁、实岁之说，现在人已经很难分清楚，我 19 岁的时候，差不多也是成年。这年有个大事情，对我人生来说，得到了个大认可，但也突然挑起了大担子，和过去小学徒不一样了。

我在丸药房待了有 2 年，先是炼蜜之后做丸药、熬膏药，各个工种，该学的基本上都会了。那个时候，第四代丸药头黄绍文辞职了，丸药头的职位就空了下来。兼管斗房、丸药房两个部门的"丸散饮片制造所"所长魏鹤春师兄，他想跟经理说让我接任。先来和我商量，我怎么敢答应，觉得自己才刚出师没这个能力。而且我上头还有两个师兄，一个李鹿文，他在鹤年堂已经20来年了，专管掉蜡皮；另一个负责熬膏滋的付康俊，教过我很多事情。但是魏师兄把丸药房20多位师兄弟们都找来，大家全推我当丸药头。不敢，我还是不敢，死活不行。魏师兄没办法，跟我说："雨霖，你不敢接这个班，那我问你，你还想学东西吗？"

"想！"我把头使劲点，活到老学到老，那时候趁年轻有脑子有力气，很想很想多学东西。

"好，这就对了，咱们鹤年堂有四样宫廷御酒你都知道吧？"他继续问我。

"嗯，知道，那些洋人一来一马车往回买，咱们刘经理也爱喝，红红绿绿好漂亮。"据师兄们说这些酒过去一直是给慈禧太后喝的。

"那你知道这四种酒的做法吗？"师兄这一环套一环地问，问得我摸不着头脑，御酒的做法和接不接他班有什么关系？

"不知道。"其实，药酒虽归丸药房做，但唯独这几种酒一直都是魏师兄领着黄绍文师兄在煮，学徒们并不知道配方和做法。我似乎明白了，明白师兄想说什么了。

"你是说只有丸药头才能学做这四种酒？"

他把头一点，笑了，望着我不再问了，起身拍拍我的肩，走了。留下我还坐椅子上，门外头四合院，忙忙碌碌来来往往的师兄师弟们，顶着箩筐上房晒药的，端着蜜锅去炼蜜的，冰柜边取鲜药的，檐廊下开缸取货的，大墩子上剁伏龙肝的，颠了大铲子豁豁啦啦翻炒黄芩香附子的，砖砌的炉膛滋滋往外吐火舌……日头渐渐往西去，圆滚滚一轮，金光里慢慢掺进了红橙晕。麻雀儿乌泱泱栖满梧桐梢，两边厢房黑屋脊，弯翘着，撑住深蓝的北方的天。一天要结束了呀，我是个大人了，那个刚踏入鹤年堂大门正长个儿的小孩子长大了。丸药头的担子我能担起来，这么多师兄师弟的期望，辜负不得。

魏师兄跟经理和掌柜们说了提我当丸药头的事，都同意了。19 岁这一年我当上了鹤年堂丸药房的丸药头，负责3 个店丸散膏丹药酒的制作和供应，管理手下 20 多个人，担起了一个成年人该担的担子。

师兄故意拿学做御酒的事情引我点头，虽并不真是为了接他这个班，但说起这几样酒，我记忆里永远是一片热闹，吵吵嚷嚷的黑人、白人、棕色人，咕噜呱啦听不懂的外语和蹩脚奇怪的中国话，与那个年代北京城留给我的灰扑扑苦难印象形成反差。

那时候，经常有西装革履穿着很整齐的洋人，偶尔是挽着胳膊的夫妻或者情侣，他们到鹤年堂来，只要提到几个字，是什么"考克特儿"，老先生就去把四宝酒拿出来，让他们挑。我第一次听见时，觉得很奇怪，后来自己也习惯了，每次洋人来，听到"考克特儿"这几个音，把四种御酒拿出来给他们总不会有错。至于"考克特儿"到底什么意思，渐渐已经不关心了。

每隔一两个月，大使馆会派专人开着车或者赶了大马车到店门前，这四种酒——茵陈酒、玫瑰酒、佛手酒、橘红酒，一样两箱子搬上车运回去。有一次说是来拉酒的洋人人手不够，需要我们的伙计给帮忙送。前柜老先生自然走不开，我和另一个师弟两个值柜的必须跟一个去。老先生们觉着我年龄大些懂规矩叫我去。

我跟着上了车，黑亮的别克小轿车，出了菜市口沿宣武门外大街再到东大街，过和平门，经前门，到崇文门附近的台基厂大街，入东交民巷里边，拐入一栋西式二层尖塔洋楼，车停下来。远远听见屋里的音乐声，滚滚荡荡流进耳朵，一个洋人叫我跟他下车，他抱两箱酒，我抱两箱酒往正屋去，司机开车走大概是把剩下的酒运到库房。进了屋，大理石柱子撑出五彩天顶藻井，水晶灯四面八方高高低低堆叠，黄白二色光满满当当琳琅流泻，穿蓬裙的少女和妇女，燕尾服配白领带笔挺笔挺的男人，大部分人挽手揽腰随乐曲跳舞，有一些旁边坐着歇息交谈……歌舞升平，喧器非凡，迷蒙蒙如同一个奢靡的梦幻境地。尚是青年的我，虽强作镇定，但还是惊愕，跟着带我的洋人把酒放下，一箱一箱拆开，透红的玫瑰酒，碧绿的茵陈酒，金黄的佛手酒，橙色的金橘酒，灯光映照之下，颜色更加鲜亮好看。我们把酒倒进玻璃高脚杯，插入吸管，搁了柠檬或者冰块，送到舞池旁边各个桌位。外国人端起来，还是"考克特儿，考克特儿"喊个不停。

"雷雨霖？"有人喊我。

这里怎么会有人认识我？一回头，原来是个常到鹤年堂抓药的男子。聊了才知道，是留过洋回来的，如今在法国大使馆任翻译。

他见了我手里盘中的酒，也说了句："考克特儿。"

刚好，这桩迷惑了我很久的奇怪事现在可以解开了，"考克特儿什么意思？"我问。

"哦哦，考克特儿呀，考克特儿是鸡尾酒的意思。鸡尾酒呢，是一种外国人勾兑的酒饮，五颜六色像你手上端的这个，专门在这种宴会舞会上喝。"这下懂了，原来他们一直误认这些药酒是鸡尾酒。

回到鹤年堂跟大家说，没听过的人也解了自己的疑惑，本来就知道的都说："鸡尾酒哪里比得上咱们的药酒，他们那酒只不过颜色好看，喝了还是伤肝伤肾，咱们这四种酒，可是保人长寿健康的，他们国家哪里有？"听了我真是直点头。见过大使馆里的华丽奢侈，想到他们是在咱们的国家拿着咱们的银子挥霍放纵，心里怎么可能平静，只恨自己小小平民，于国于民无能为力。这件事情，也坚定了我在中药行业走下去的决心。灾难总会过去，侵略者总会被赶走，我们的国家要再次强大，离不开传统的根基。中医中药文化几千年，以后的发展全在我们这些青年人身上，治病救人，养生健体，好身体是一切事情顺利进行最基本的前提。一晃 60 多年过去，当年热血的年轻小伙，已是苍苍白发，还好还有好身体。后来参加过一些西式宴会，鸡尾酒也喝过不少次，的确比不上鹤年堂这四种御酒，真的，那股子玫瑰、茵陈、金橘、佛手的甘香味儿，酒香、花香、果香，喝进去肺腑都是香的。

刘一峰老生先说过："在药酒中，我想除了保留原店的老方虎骨酒外，再增加我从先严手中转来的橘红药酒、佛手药酒、玫瑰药酒和茵陈药酒等新的品种。这些药酒都是先严在宫中，四时为老佛爷慈禧太后健身活血用的御酒，先严在世时不准我们用这些方子，现在皇上也没了，我们就把他的药酒献给列位了。"这是他接手鹤年堂后开张之日说的话。

我当了丸药头之后，学会了四种御酒的做法，有些难有些易。退休到现在，自己家要做着喝，设备和原料没有鹤年堂全，我就都改进了下，变成简易的家庭版，不再往里头加药料。药酒变成果子酒，功效还保存了85%以上，主要是想喝就能做。

佛手呢，南方叫佛手柑，因为不能吃，只是做观赏用或者药用，而且北京新鲜的实在不多见，所以比起其他几种酒，我自己做得不多。但其实李时珍在《本草纲目》里特别有记载佛手"煮酒饮，治痰气咳嗽"，所以它是特别适合做酒的。不仅治痰气咳嗽，佛手因为它本来就是药用的，而且性温，归肝、脾、肺经，对身体补益很多，有疏肝理气、和胃止痛等功效。还有佛手因为形状的特殊，一直都被奉为佛教七宝之一，家里有老人，喝佛手酒也取个吉利的意思。

佛手比细碎的玫瑰、茵陈好拾掇，挑金黄色熟透的买回来。切厚片，装入坛子里，倒白酒没过它，口封严实，别让香味儿跑了，20多天差不多够，捞出佛手滤干净，酒母子就做成了。喝的时候呢，取些酒母再倒适量适度的白酒，兑一块儿，加些冰糖，小盅每天晚饭喝八钱儿左右。做法不难，比起下边要说的茵陈酒简单得多，很适合自己在家做，尤其家里有肝胃不好的人，常喝对身体的保健很有帮助。

因为送这四样酒，有了大使馆之行，定了我终生在药行业立命的志气。为了鼓励我当丸药头，魏鹤春师兄以学做四种药酒开导我，促我担当起成年人的责任。这四种酒，和我的人生真是有千丝万缕割不断的牵连。茵陈酒、玫瑰酒、橘红酒，里边都还有更多更多至今记忆犹新的故事，和鹤年堂有关，和我们师兄师弟有关，和我的家人有关，和我的人生仍旧有关。容我下头再慢慢讲。

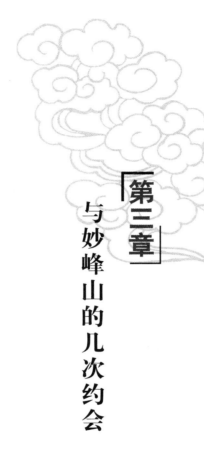

第三章

与妙峰山的几次约会

二月茵陈三月蒿，可作野菜可作药

一种植物，因为时间不同，名字竟然不一样，功能也大相径庭了。这种植物跟一句流传很广的谚语有关："二月茵陈三月蒿"，而这谚语又跟名医华佗有关。这其中还有一些故事，我以前从师兄那里听来的，觉得有意思，先跟大家分享一下。

相传在东汉末年，正值三国纷争之际，战乱频繁，征兵打仗，于是土地荒废，没收成，也就没饭吃，饿死了很多人，瘟疫也在此时流行起来，一幅民不聊生的景象。就在这个大背景下，一次华佗外出治病，路上遇到一个村妇，她骨瘦如柴，一阵风都能吹走似的，看她皮肤发黄，眼白处也发黄，从面色中华佗就已经猜到是什么病了。把脉诊断之后，果然是"瘟黄病"，也就是我们现在所说的肝炎，这在当时是不治之症，华佗也没法，开了几个方子让她回去服用，把身体调好一点，或许能延长寿命。

大概半年之后，这位村妇特地找到华佗，感谢他治好了她的病。华佗感到诧异，而且看她气色正常，身体健壮，这一看就是康复了，可是他当时并没有开可以治这病的方子呀，而且也不知道怎么开，于是问她平常都吃了什么。

村妇说："去年又闹灾荒，陈粮早就吃完了，今年春天青黄不接的时候，野蒿遍地都是，我们只能把这些野蒿当饭吃，不然就得饿死了。"

华佗隐隐明白了："哦，或许青蒿可以治疗瘟黄病。"

从这以后，华佗每每遇到有瘟黄病的人，就会告诉他们去采野蒿。可是有的人吃了好了，有的人吃了却不见好，华佗自己也挺纳闷的，难道这其中有什么缘故吗？通过细心观察有了新发现，他去问已经治愈的患者，吃几月的蒿子。很多人都说是二月份的，想到二月阳气初升，百草发芽，也许这时候的蒿子有药力。

他还实地考察了一番，野生蒿在二月份的时候，颜色呈暗绿色，三月以后就呈翠绿青色了。有了这个发现，华佗就从时间上入手。转眼来年二月份，华佗上山采集了许多青蒿，给瘟黄患者服用，吃了个把月，果然吃一个好一个。为了做个对比，他采集过了二月之后的青蒿给患者吃，却又没有功效了。至此，华佗明白过来了，只有二月份的蒿子才对患者有效。

后来，华佗还通过实践发现，过了四月之后的青蒿虽然不能治疗瘟黄病，却有清退虚热、凉血的作用。二月蒿，三月也是蒿，这很容易混淆，为了方便区别，也让老百姓容易记住，华佗就给这种能治瘟黄病的蒿子起了另外一个名字——茵陈，这样才能清楚直观地区别出两者来，为此还编了一个顺口溜："二月茵陈三月蒿，四月五月当柴烧。"

就在前几年，我每年二三月份都会去公园采茵陈，陶然亭公园离我家近，过去也方便。茵陈比较"随和"，对环境要求没那么高，哪里都有，郊区里遍地都是茵陈，公园里、路边，也可以随时见到茵陈。我以前去陶然亭公园运动，春天经常看到好些老人低着头在草丛里采着什么东西，把采到的东西都放进手提袋里。

我大概猜到了他们采什么，还是过去问了问，果不其然，他们在采茵陈。二月份是采茵陈最好的时间，错过了二月，那就是蒿子了，不过蒿子也并不是无用，可以作为一种菜来吃，等到了三月，完全就跟茵陈的功效不一样了。

但是这里很多人会把茵陈蒿和青蒿混淆，其实虽然都是蒿，但不是同一种植物，药性也完全不一样。

鹤年堂每年二月初都会采购一大批茵陈，大多是从附近的农民那里买来的，一般是不用亲自动手去采，提前跟药农说好。几月份要用到茵陈，到了月份，他们就把采好了的茵陈装在大麻袋里边，给我们送过来。

鹤年堂里好多鲜药都是从外面药农那里买来的，像蒲公英、败酱草等，而鹤年堂买的量够大，所以那些药农会给我们送过来，装在麻袋里，一大车给我们运送过来。

我们掌柜的认为只有自己亲眼看了，并亲手做了，对这味药才更熟悉，因此会让我们平时多注意，每到二月份，可以多去公园走走，采采茵陈。我还记得有一次和师兄聊到茵陈，他对我说："其实茵陈和蒿草最明显的是外形上的区别，就是茵陈的叶子还没有伸展开，是卷曲的，伸展开的就是蒿草。"

茵陈有多年生的宿根，宿根就是指某些二年生或是多年生草本植物的根，在茎叶枯萎以后也能继续生存，待到来年春天就能重新发芽，这种根就叫作宿根。茵陈经冬不死，春天因陈根而重生，所以名字叫茵陈，这里面是有缘由的。

茵陈还有个别名，叫白蒿，而白蒿这个名字是因为它的外形。白蒿叶不是白色的，但是它绿中带有些灰白，乍看之下，整株植物仿佛是覆上了一层灰白的绒毛，朦胧不真切。

茵陈过了二月份就会长成白蒿，因此中医药用上区别就很大，前者茵陈可以入药，后者就不能入药了，但两者都可以作为一种野菜来食用。在作为美食的同时，也能预防和治疗身体上的某些疾病。三月份是食用白蒿的最佳时期，蒿味比较冲鼻，口感不太好，毕竟是野菜的一种，不过为了健康养生还是适当吃一些。等到了五六月份就不要拿来食用了，口感变得更不好了，其实跟平时生活中吃的菜是一个道理，比如说空心菜就要在它成熟的季节赶紧采摘来吃，要是过了时间，这蔬菜也会变老，即使用多贵的油，多好的厨艺，也炒不出鲜嫩的感觉。

有些地方的说法是：正月茵陈二月蒿。华佗的名气不用说，李时珍也不输于华佗的名气，华佗说的是三月蒿，而李时珍则是说二月蒿，我觉得这中间一定有道理。北方春寒，所以是二月茵陈，南方气候温暖，所以是正月茵陈，气候和地域的区别，会对茵陈的生长时间产生影响。不过一般过了二月份，应该都变成了蒿草，这无非就告诉我们，茵陈老了就变成了蒿草，茵陈能治病救人，变成蒿草也并不是没用了，也可食用，有清热的功效。

关于茵陈的吃法，李时珍曾说过："今淮扬人二月二日犹采野茵陈苗和粉作茵陈饼食之。"这么看来古代人就有把茵陈和面粉结合起来做成面饼或是面团了，其实不论是跟面粉一起混合来做，还是直接把茵陈炒了或是蒸了来吃，或者是将刚采摘来的茵陈洗净晒干泡茶来喝，作用都是不变的，都或多或少有清暑解表、利水消肿、清热利湿、解毒疗疮的功能，民间常作为利尿、发汗剂，可以治疗感冒、黄疸等疾病。

随便打开《本草纲目》或是《药典》，都能看到对茵陈的详尽介绍，这么一个好东西，鹤年堂当然不会错过。每年采购大量的茵陈，鹤年堂自有妙用，当初是老东家刘一峰先生的父亲发明出来的做法，在当时可是只有慈禧太后才能食用的东西，只不过现在时代不一样了，秘方的材料和步骤也全部都被揭开了，用茵陈做的具有鹤年堂特色的养生佳品就是茵陈酒。

说到做茵陈酒，要先学会选择茵陈。茵陈有很多种，有白茵陈，也有绿茵陈，鹤年堂一般选择绿茵陈，而且蒿子味要薄的。拿一株茵陈，用手指头这么一拧，放在鼻子下闻一闻，不呛鼻子，味道不是特别重就行。不然味道太重，会影响茵陈酒的口感。

绿色佳酿茵陈酒

19 岁，我当上了丸药头。我一直抱有一种想法，就是多学点东西，在鹤年堂不论我在哪个部门，都会认真地去学知识，学技术。学徒 3 年，斗房 2 年，之后就被调到丸药房，在丸药房工作学习一路顺风，各个工种我都学会了。掌柜看我学得挺好，后来就让我当"丸药头"，那一年我19 岁。

可那时掌柜又担心我年纪小，怕做不好，担不起这份责任，而且我上面还有很多师兄。鹤年堂有排字，一个字10 个人，是按照进鹤年堂的顺序来排的，而我则是第 105个进鹤年堂的，排不上字。可想而知，我上面有很多师兄，说要我当丸药头，的确有些怕。

丸药房的两位师兄找到我，跟我说："你可以做好这个丸药头的！我们都相信你，你更要相信自己。"我的大师兄魏鹤春也非常支持我："当丸药头没有想象中难，但总归会累了点，人生就是这样经历过来的，不断尝试，不断成长。"

这么多师兄支持我，我颇受感动，就接任了，成了第五代丸药头。当过丸药头的魏鹤春、刘永玉、武东贤、黄宝文，都是我的师兄。丸药房有二十几人，丸药头的职责包括安排这二十几个人做什么工作，今天做什么，明天干什么。鹤年堂的丸、散、膏、丹、露水、药酒等共有600多个品种，供应本店，还有东号、西号，还有西安分店，都由总店供应，还不能卖缺，缺货就是失职。配料要写领料单，制成产品要写入库单，繁杂琐事非常多，感觉身上的担子很重。

丸药头工作是重的，但也因为是丸药头，能学到很多以前普通职工学不到的东西，锻炼了我管理以及把握整体局势的能力，而且四宝酒的秘方在鹤年堂是保密的，只传丸药头，我是第五代丸药头，也幸运地学到了秘方四宝酒的制作，是由魏鹤春师兄传给我的。四宝酒中，难度最大的是茵陈酒。

从北京郊区采茵陈，最好是选择在阳光充足的向阳坡上采会更好一点。要记住在二月份去采，而且不要叶后有白毛的，而是要绿茵陈。根儿拔下来用水洗净，搁坛子里泡，用挂釉的陶器。

把茵陈装坛子里，稍微摁一摁，七八成满，倒上酒留点空隙就行。一坛子装个二三十斤，比例大概按照 1 斤茵陈加 2 倍酒来算，不是死规定，可以相对多些酒或是多些茵陈。盖好盖儿，再用牛皮纸封住，现在可以直接用胶条。母子泡 3 个月就行，最好不要超过 1 年。

鹤年堂是这样做茵陈酒的，首先要泡茵陈母，准备鲜茵陈 40 斤、白酒 10 斤，然后把鲜茵陈放进白酒里边，白酒最好用 60 度以上的高粱酒，这样经过 3 个月，茵陈的力量都拔出来了。

然后把以上酒母子再加上 10 斤白酒，冰糖 8 两，冰糖可多可少，要是喜欢甜一些的，可以适当放多一些，甜滋滋刚好。放入铜罐中，将口盖严，抬着大铜罐子放搁水的大铁锅里煮。煮酒使用的工具注意严格消毒，避免铁器。会做饭的人都知道，我们在炖汤的时候一般不会总揭开锅盖，有些人手痒，喜欢在炖汤的时候，揭开锅盖看里面，一次两次倒还可以，老掀盖儿不行，会跑气，会散味，跟熬中药是一个道理。所以，我们在煮茵陈酒的时候，要开盖，但是尽量少，尤其是酒罐内达到沸点前 3 ~ 5 分钟，尽量少开盖。当闻见清香的酒味就可以开锅了，然后用酒提探入锅内，舀出来一看，亮晶晶的碧绿色，就好像是草原上广阔无垠的绿色，令人心动。要是看到酒提子里的酒绿了，赶紧抬下来，过了时间就不绿了。

煮酒时开盖看样，如果颜色是浅绿，带有些黄色，这时最重要的事情就是及时加入茵陈母子20%左右，再煮两三分钟就可以了。如果煮出来，用酒提拿出来一看，仍然不是正绿色的，那就表明是次品，不用浪费精力和火力去煮了。

煮好了茵陈酒，不代表这样就好了。把酒罐抬出水锅之后，要冷却 24 小时，把里面的茵陈渣滓都过滤掉，然后再把它倒进缸内封存，要封得严实一些，即使过滤过一次的茵陈酒，里面还是有沉淀物，任由这酒沉淀 3 ~ 6 个月，也可以让里面的渣滓自然沉淀，也可以去它的燥性。至此才算是基本完成了。

鹤年堂卖的茵陈酒，是用引流管装瓶为准，每瓶一般是半斤，当然用小瓶子也可以，大小可以灵活用。

后来工作调动，我从丸药房那里调走了，这酒也没有继续生产了，算算都断了快 70 年了。知道鹤年堂制作茵陈酒方法的人已经很少了，假如失传，那是一大憾事，所以我才把茵陈酒的制作方法告诉大家，让更多的人知道，原来茵陈也可以泡酒，而且养生效果非常好。

活到老，学到老，是我人生中一直坚持的信念，所以到现在我还一直有看医学上的书，也会看看报纸不断增加自己的见识，每天看一看新闻或是报纸成了我的一种习惯。有一次，我在报纸上看到有位老先生写的鹤年堂茵陈酒，我马上就来了兴趣，四宝酒已经这么多年没生产过了，能写出这篇文章的人年纪肯定也不小了，见证过繁荣的鹤年堂，也真的喜爱茵陈酒，才会有这么一个感叹。我就摘抄其中的一段来看看在他眼中的茵陈酒是什么样的。

文章标题是《皇城根历史名酒——绿茵陈》，正文如下：

北平西鹤年堂药铺，有一种酒叫绿茵陈，这种酒绿蚁沉碧，跟法国的薄荷酒一样翠绿可爱。酒是东北高粱酒，加早春鲜茵陈炮制而成。燕北春迟，初春刚一解冻，有一种野草叫蒿子的，就滋出嫩芽，北平人认为二月是茵陈三月就是蒿子。绿茵陈酒不但夏天祛暑，而且祛湿。一交立夏，北京讲究喝酒的朋友，因黄酒助湿，就改喝西鹤年堂的绿茵陈酒。从文人雅士到菜市口吉庆恒小酌，必叫柜上到西鹤年堂打四两绿茵陈来，边喝边聊。诗人黄秋岳说："名菜配名酒，可称翡翠双绝。"雅人酌后，必口吐不凡。

现在在北京甭说喝过绿茵陈的，就是这个名词，恐怕听说过的也不太多啦。可是当年在北平喝过西鹤年堂绿茵陈酒的，现在一提起来，都会不自觉地香涌舌本、其味无穷呢。西鹤年堂绿茵陈酒那绿蚁沉碧的酒色耐人寻味，斟酌间难以描绘，让人愈看愈美，愈是沉醉。

以上就是选段，写这篇文章的老先生年纪应该比我还要大，肯定也在北京生活过，所以才能把鹤年堂的茵陈酒写得色香味俱全，而且有一种怀念在里面。

茵陈有显著的养生作用，而用茵陈做的茵陈酒，有清热利湿，疏经活络，去肾囊潮湿、关节酸痛、皮肤作痒、小便不利等作用。每天喝一点对养生有帮助，但不能过量。

肝主疏泄，酒有活血的作用，过量饮酒后，损伤肝脏，所以酒不能多喝，适量喝能起到养生的目的，过量则会损伤肝脏。

上面介绍的茵陈酒是鹤年堂的做法，后来我自个儿家用，不用那么多的工序，而且药力也不低，简单实用。我会去附近的公园采来，看到有好些老人也在采，说要拿回家泡茵陈酒。没错，很多老百姓家也泡茵陈酒，这是老一辈人知道的事了，年轻人好多不知道茵陈还有这种做法呢。

从公园或是路边采来的茵陈苗儿拿回家洗干净，准备一个陶器罐子，没有就用一般大口玻璃瓶子泡，装七八成满，也用 60 度酒来泡。茵陈和酒的比例是 1∶2，最多 1∶3，不要倒太满，留点缝隙。把茵陈放进酒里边，泡两三个月，这就是茵陈母，鹤年堂卖的茵陈酒都是正绿色的，颜色好，品相看，也能吸引顾客。我们家自己做的不要求那么多了，只要求能喝就行。

喝的时候也得兑酒，度数高低根据自己所能接受的范围，想要口感更好一点，可以熬点冰糖化开了兑在里面，又甜又香的家用茵陈酒就好了。每天一小盅，又经济又养生。

茵陈酒是四宝酒中的一种，是四种酒里最难做的，如果茵陈酒你会做了，其他的酒就不在话下了。五六月的玫瑰五六月的美丽，用美丽的玫瑰花又能做出什么来呢？

"不合时宜"的玫瑰不要

天还没亮，采花人早早地起了床，披星戴月地上妙峰山，赶在太阳出来之前，赶在夜露未干之前，把娇艳欲滴的玫瑰采在竹篓中。他们忙碌地穿梭在花丛中，像是暗夜的蜜蜂，辛勤地采花，把一朵朵像是婴儿拳头般大小的花朵摘下来，洒下一路玫瑰芳香。

转眼间，到了五月底，我们又一次准备去妙峰山采玫瑰花。

太阳都还没起来，我背着个小竹篓，跟着几个师兄浩浩荡荡地向妙峰山进发。

"什么时候的玫瑰最好呢？"我问了师兄这个问题。师兄说，因为我们要采还带着露水的玫瑰，要在太阳还没完全出来之前，所以我们要赶在露水未干之前，把玫瑰花采了。

我继续问："为什么要采带露水的玫瑰呢？"

师兄回答："玫瑰花里的露水凝聚了玫瑰花的清香，要是露水蒸发了，就会带走一些玫瑰花的香气。所以，为了防止这些香气被带走，我们就得早早起来采带露水的玫瑰。"

我恍然大悟，原来是这么一个道理。而且露水从古代开始就有人用了，用来入药和泡茶。拿泡茶来说吧，李时珍也在《本草纲目》中对水进行了极为精细的论述。其中露水属于"天水"的一种，所谓的天水就是从天上落下来的，像是雨水、雪水都属于天水。当时我看《本草纲目》记住了这一点，现在又从师兄这里听说露水凝聚了花的香气，如果用这种水来泡茶，一定会更加香醇吧！

五月份了，天慢慢比较早亮了，所以我们一大群人4点钟就全都安排就绪了。一路上花香浓郁，田里的虫鸣，令人仿佛进入一个充满花香的仙境。对妙峰山的玫瑰早就有耳闻，只不过以前没有机会去。听说妙峰山种玫瑰有些年头了，而且还种了万亩玫瑰园，万亩呀，只是想象就觉得非常壮观。站在玫瑰园中，一眼望过去，漫山遍野都是盛开的玫瑰，一片粉红，围绕鼻尖的是玫瑰花香，这场景真令人沉醉。

妙峰山是一个风景名胜区，位于京西门头沟妙峰山北部,也是北京著名的"八顶"之一,主祀碧霞元君的娘娘庙"香火甲天下"。每年农历四月初一到十八,也差不多在玫瑰花盛开的时期,有传统的庙会,各种民间香会也齐聚在这里,幡旗飘扬,鼓磬齐鸣,日以万计的香客络绎不绝,一步一揖,三步一叩首,非常虔诚。妙峰山脚下的涧沟村是我国的玫瑰之乡,培育了千亩玫瑰,声名甚至传到了海外。

妙峰山自然条件得天独厚,空气清新,土壤肥沃,水质优良,非常适宜玫瑰的生长。种出的玫瑰花骨朵大,颜色艳丽,出油率也高,具有独特的香气和品质,在我国北方极为少见。花期雨少,光照充足,而这有利于芳香油的形成和积累。北京现在已经把妙峰山定为玫瑰花生产基地。

生长在妙峰山上的玫瑰一般是药用或者是泡水,跟普通的玫瑰不一样,我们平时在花店见到的玫瑰就是普通的玫瑰,作为观赏的植物,所以妙峰山玫瑰和普通玫瑰两者之间是有些区别的。普通玫瑰花朵略大,妙峰山的玫瑰花朵略小,颜色则是纯正的玫瑰花色,花很香。

中医里,玫瑰花经常会被使用,我说的是药用玫瑰花,解郁作用强。心情不舒畅,也就是跟人家发生矛盾,肝气郁结,经络不通,老觉得身上难受,玫瑰花就是解这种郁。玫瑰花入肝,能够疏肝理气,情况较轻的,就可以用玫瑰花来治疗,食疗或是药疗都可以。

玫瑰花还有调理脾胃的作用。其实说到底也是疏泄的作用，因为肝对脾胃有疏泄的作用，肝是木，脾胃是土，就像咱们农民朋友，每年要犁地一样，保持土质疏松，就可以长出更多更好的庄稼来。中医讲的是一个整体，肝和脾胃之间是相互联系的，肝脏要时常疏泄，让脾胃保持旺盛的消化能力，吃得好抵抗力也就好了。假如肝气郁结，影响到脾胃，胃积滞了，就没什么食欲，就算能吃下东西，也总觉得肚子胀。玫瑰花能用于这种情况。

　　其实一般人以为采玫瑰是件简单的事情，事实证明，采玫瑰可不是一件很容易的事情。采玫瑰要小心翼翼地采，打足了十二分精神，可是玫瑰花刺多，还是会不小心刺到了手。这是难采的原因之一。

　　难采的第二点是玫瑰花香引来了很多蜜蜂，几乎每十朵就有七朵里有蜜蜂。采摘的时候还要先赶走蜜蜂，还要注意不要被蜜蜂蜇到，又采又赶的，很容易累。

　　第三点是新开的花很结实，一摘就要整朵，开足的花轻轻一碰就是落英遍地，这非常麻烦。

　　最后，因为是五六月份，白昼日益变长，很早起床来到妙峰山也就采了那么一点，等太阳出来，被山上的太阳晒久了，头有些晕乎乎的。

　　太阳出来，我看到了名副其实的玫瑰园，环视一周，山上种满了粉红色玫瑰，有些惊叹。

在妙峰山上的玫瑰大多是药用玫瑰，这种药用玫瑰用途很广，所以要根据花的不同生长阶段来进行采摘。我们平时买的玫瑰花茶一般是花蕾状态，所以玫瑰花含苞待放的时候便可以采了。

对于玫瑰花，鹤年堂有妙用，数量上有要求，质量上也要保证，这样用玫瑰泡出的酒才会更纯正。鹤年堂一般从花农那买花，我前面也说过了，最好在太阳还没出来之前带着露珠的玫瑰花。鹤年堂离妙峰山相当远了，以前没有公共汽车，没有私家车，唯一的交通工具就是驴子了，但是当我们到那，太阳早挂在天空中了，一天来回不够。一般鹤年堂不会亲自派人去摘，于是向花农买，因为要的量大，他们一般也会把玫瑰花送到鹤年堂来。

妙峰山的玫瑰是经济种植，所以要求花农清晨就采花，把沾着露水的玫瑰花采下，娇艳欲滴。每年五月底到六月，一个多月的时间里，是妙峰山玫瑰的花季，也是花农们忙碌的日子。

妙峰山我差不多每年都去，因为每年我都要做一做玫瑰酒，所以要关注着妙峰山玫瑰花的情况，要是听说今年太旱，花开得少我就不去，要是玫瑰花开得好，一定不能错过。

老百姓逛妙峰山，逛娘娘庙，"妙峰山的娘娘，照远不照近"，景致好，阳历五月底六月初，玫瑰花开，可以买张门票自己去玫瑰园采。但我们采的哪有人家花农采得早，人家花农在花期的时候每天都很早起来采了，屋子里铺上席，大筐大筐采回来倒，外面搁上秤就卖，每年都这么卖。

屋子里铺席的花，全是香的，开了七八成的花，自己去园子采香味淡多了。以我来妙峰山这么多年的经验，真觉得自己采还不如买人家采的，所以，后来我几乎在园子门口买了。

买完玫瑰回家，如果路途远，装在塑料袋里千万不要捂着，而是要敞着。里面热，还得时不时翻腾一下，别捂热了，失去了玫瑰花原来醇香的味道，做的玫瑰酒也就没那么醇香了。

最后总结一下，我们去妙峰山采玫瑰或是买玫瑰，一定要采或买带露水的玫瑰，假如没有带着露水，肯定是太阳出来之后采的玫瑰，超过了时间不合时宜的玫瑰不要。

鹤年堂做药不计成本，一定要做精细，像是做玫瑰酒，全部都是开得好的，完好无缺的玫瑰。但凡有残缺的，都会挑出来，但并不是挑出来之后就丢掉了，这样就浪费了，剩下的玫瑰花也自有用处。

别看人家不好看，但是功效并不会因为外形上的变化出现变化，还是有理气解郁、和血散瘀的作用。

鹤年堂一般的做法就是做玫瑰酱。

中国将花卉入食由来已久，《花草谱》中云："紫玫瑰，以糖霜同捣收藏，谓之玫瑰酱。"玫瑰酱常吃能让身体散发香气、除皮肤上的黑斑，令皮肤嫩白自然，对防皱纹也有帮助。肝郁气滞型的肥胖可多食，有助于减肥。

中医认为玫瑰酱具有活血排瘀血的功效。尤其是对于一些腹部有疼痛感，或者腹部有瘀血的人来说，多吃玫瑰酱有助于缓解疼痛感。日常可将玫瑰酱用于各种食品的馅中，或者做成稀饭等都是不错的选择。浓郁的玫瑰花香，在芳香中享受美食。

玫瑰有丰胸调经之效，还可润肠通便，对广大妇女来说是美容养颜的佳品。玫瑰花养女人，让女人真正的貌美如花。同时，常吃玫瑰还能让女人散发出玫瑰的花香。

玫瑰酱，让女人远离妇科疾病。女性平时如果有痛经，月经不调的问题的话，日常可通过吃玫瑰酱而得到一个缓解的作用。尤其是对于喜欢喝茶、喜欢喝牛奶、喜欢喝咖啡的女性，日常在喝茶、喝牛奶、喝咖啡的时候，适当加入一些玫瑰酱不仅风味好，而且还能促进身体健康。

由于玫瑰花有一股浓烈的花香，治疗口臭效果也很好，长期饮用还可改善睡眠。因玫瑰花有收敛作用，如有便秘者不宜过多饮用，孕妇应避免服用玫瑰花。

这玫瑰酱普通老百姓自己能做，每次做完玫瑰酒，我卷起衣袖马上做玫瑰酱。准备好白糖、瓶罐等，把玫瑰花瓣洗干净，然后捣碎成泥，加白糖往里头一拌，搅和成稠粥一样就成，灌瓶子里搁两三年都不成问题。白糖不是硬性要求，红糖也可以。

家里常常有人来串门，拿着玫瑰做成的小点心来招待也是一个很不错的选择，尤其是小孩子，特别喜欢吃这些小零食，解决了小孩子的嘴馋，又不像市场上卖的零食，很多吃了对身体有害无益。如今，人们经常到麦当劳、肯德基去吃饭，他们总会给一些番茄酱佐食。与番茄酱比较起来，我们自制的玫瑰酱可谓酱中的极品——口感好，治病美容，没有任何添加剂，是纯天然的绿色食品。喜欢吃美食的女性千万不能错过，能美容、养颜、祛斑、活血、祛瘀。一瓶儿做好放在冰箱里，平时就会舀一点做玫瑰枣，跟做饭一样。这些东西若能完完全全传下来，世界上的人可能不会得这么多怪病。

玫瑰酱的吃法也多种多样，我家经常做成玫瑰豆沙包来吃。

要准备的材料有：腌制好的玫瑰酱，牛奶，白面，酵母，红豆，白糖。

具体的步骤是：把牛奶、白面、白糖、酵母一起放入面盆中，用筷子搅拌均匀成块，再用手反复揉搓成团。第二步，红豆用高压锅煮好，用锅铲碾碎。第三步，加入适量的玫瑰酱，用筷子搅拌均匀，这就是玫瑰豆沙包的馅了。

　　接下来就是做包子了，包完了之后差不多放 3 分钟，就可以蒸了。用大火煮开水，蒸汽上来之后放入豆沙包，15 ～ 20 分钟后，香喷喷的玫瑰豆沙包就新鲜出炉了。

　　还有其他吃玫瑰酱的方法，比如可以直接摆到餐桌上配着粥一起吃，或者是直接冲泡热水，或者是舀适量的玫瑰酱到红茶饮品中，甚至可以加到煮热的牛奶里，制成玫瑰牛奶等热饮。正在月经期的女性多吃玫瑰酱做成的东西，能够有效减轻痛经的症状。

玫瑰酒，让美丽赖着不走

一大早上去妙峰山，之后满载而归，载的是芬芳怡人的玫瑰花。玫瑰的香气里，伴着若隐若现的酒香味。很多人得问了，哪里来的酒香味，答案就是我自己拿来的酒香味。我每次去妙峰山都会带着瓶子，瓶子里装着 60 度左右的二锅头，为何不辞辛苦地非要把酒带上山，可不是为了一边赏花一边饮酒，我没有那么诗意，完全是为了能够让玫瑰花更原汁原味地保留着香味。

花农把采摘的花一箩筐地倒在席子上，我挑挑拣拣，买得也开心，又可以做玫瑰酒了。很多人拿着塑料袋到这里，把玫瑰装回家去，也不是不可以，但是要注意，一定不要封死塑料袋口，路途比较远的，还要经常翻玫瑰，别让玫瑰花"熟"了。我想最好的办法就是像我一样，带着一瓶酒上妙峰山，反正一年才一两次，也不怕这点辛苦。花买来，直接找个角落把花里面的杂质挑出去，挑完一朵，就直接装瓶子里，直到把自己买的玫瑰都装完，给花沾上酒，就不怕它坏了，盖上盖之后，拿回家再来泡酒。

用玫瑰来泡酒，这种做法，早在鹤年堂的玫瑰酒之前就有出现用玫瑰做成小糕点或是做成酒的习惯，但从工序来说，应该说是鹤年堂的一大特色，玫瑰酒也是鹤年堂四宝酒之一。

鹤年堂养生酒的历史从创始人丁鹤年说起。丁鹤年是一个养生大家，他为人热情好客，经常招呼高朋贤士一起举杯豪饮，斗酒赋诗，这酒大多是丁鹤年自己动手配制的。他善用"岐黄之术"，配制了很多种养生酒。大概很多人对"岐黄之术"很陌生，我简单解释一下。黄是指轩辕黄帝，岐则是他的臣子岐伯，相传黄帝常与岐伯、雷公等臣子讨论医学问题，后世为了表达对黄帝、岐伯的尊崇，就将"岐黄之术"指代中医医术。话说丁鹤年擅长医术，经常利用医学知识制作一些养生药酒，四宝酒就是其中的经典之作。

丁鹤年活了90多岁，在古代能活到90多岁是非常长寿的了，这也说明了懂得养生很重要。

后来宫廷御医刘永全为了给慈禧太后调养身体而制作出四宝酒，其中玫瑰酒在宫里非常受欢迎，据传慈禧太后每天都要喝上一两盅，来达到美容养颜的目的。

曾在宫廷当御医的刘辅庭被获准把配方传给后人，也就是当时鹤年堂的老东家刘一峰。鹤年堂虽然有秘方相传，但是没人敢酿，一直没有在民间从事过加工生产，直到清朝结束了，鹤年堂才开始配制四宝酒并出售。

我简单地说一下刘辅庭，他是我们老东家的父亲，江苏人，小时候随着父亲学习医术，25 岁就挂牌行医，因为医术超群，名气很快就传出去了，求医者从四面八方赶来排队候诊，都快挤破门槛了，一上午就诊人数就有几十人，忙都忙不过来。每天天还没亮就起床点灯为患者看病，这一看往往要到下午一两点钟才能看完，午饭后又要到外面出诊，直到深夜才回来，他是个非常负责任的人，医德高尚。

鹤年堂根据方子制成玫瑰酒后轰动了整个京城，曾是宫里的娘娘妃子们御用的，现在流传到民间，大家不免想要尝一尝。许多名媛佳丽都来争相购买，而且一些外国驻华大使的夫人们也热衷这个潮流，更是提前订货，怕卖完了。

这种盛况我也是听我的师兄们说的，因为我是 1940 年进的鹤年堂，这些是在 20 世纪 20 年代发生的事，我无缘亲眼见到，但是我从师兄们的讲述里，知道了四宝酒当时多么受欢迎，尤其是玫瑰酒深受女性们的喜爱。

玫瑰酒把玫瑰的花香和酒的香味完美地融合在一起，闻着芳香怡人，摇晃杯子，玫瑰红的液体随着一起摇晃，喝一口进去，只觉得口感清醇顺滑，令人舒心，品尝过后，也唇齿留香。

我在鹤年堂前柜抓药的时候，经常有人来买四宝酒，而女性大多会买玫瑰酒来喝。这玫瑰酒不仅有美容养颜的作用，而且对女性其他问题也有一些帮助，如妇女月经不调、闭经、黄褐斑、面色灰暗等。

四宝酒的配方不外传，只有丸药头才有资格知道怎么做，后来我有幸当上了第五代丸药头，由师兄魏鹤春传授我四宝酒的秘方，自我之后，都没人知道四宝酒的做法了。为了不让这些好东西从我手上断了，我就公布了秘方，让大家都知道如何做好喝纯正的玫瑰酒。

我在鹤年堂的时候也曾喝过，味道令人难忘。现在，我也经常喝，配着饭菜，看着电视，悠闲地喝。

我喝的不是鹤年堂生产的玫瑰酒，鹤年堂的养生酒已经断了好几十年了，而是我自酿的玫瑰酒。在我看来，人过40，天过午，人到中年就应该保养。但我觉得人未到40也要开始学会保养身体，掌握自身的保养规律，为身体打下坚实的基础，不然随着年龄的增加，病痛也会随之而来。

楼下溜达，遇到左邻右舍，他们知道我在鹤年堂工作了大半辈子，在聊天中会问我关于养生的方法。养生秘诀很多，而我自己在日常保养中，玫瑰酒是不可缺少的。我经常跟邻居说的一句话就是："我爱喝玫瑰酒，如果心情郁闷，喝点酒，打个嗝，不开心的事就过去了。"

酒的走窜性很强，能在人体四通八达的经络里窜走，而且酒是热性的，在经络里窜走的时候，就起到了温经通络、活血化瘀的作用。中医很早以前也把酒当成是一种药，对疼痛或者是寒证都有效果，没什么病痛，每天小酌一杯，也能达到养生的目的。

《本草纲目》里提到，酒是损益兼行的，也就是说饮酒有好处，也有坏处。适量饮酒的时候，酒在身体里起到积极的作用，饮酒过量的话，很可能会喝成酒精肝。

玫瑰酒也是酒，所以也不能饮过量，而且大家不要认为药酒有很多好处，就一味依赖药酒。药酒是有一定的治疗作用，但是绝对不能代替其他的药物，有病痛的人一定要先去医院，检查清楚是什么问题，然后要在医生的指导下决定要不要用药酒。用药酒的同时还应该用药物来治疗，如果想要用药酒起到一个养生保健和治病的作用的话，那就要先了解清楚，遵循原则，才能起到养生保健的作用。

玫瑰酒对于女性来说，可以调经，美容养颜，对男性来说则可以舒筋活血。所以我每年都会喝一点玫瑰酒，是我自己酿的，非常简单，我们老百姓也可以在家里做这个家庭版的玫瑰酒。

开到七八成的玫瑰花最适合泡酒，没有完全开放，那花香味也就没有散发，开了十成的话，花香已经散发了。

把玫瑰花泡在酒瓶里，只要花不要叶，整朵整朵地泡入 60 度的酒当中，1 斤花 2 斤酒，泡上封严了，泡的时间不要太长，封存个 15 天。到了日期后，将酒倒出，再倒一点白酒把花涮一遍，用纱布将花中残留的酒挤出来，这些酒就可以作为酒母备用。

倒出一部分，色泽艳丽，漂亮清澈的玫瑰红便映入眼帘。不过这是酒母，不能直接喝，而是要加入辅料，白酒和冰糖，按比例勾兑。根据自己的需要，选择高度或低度的白酒按 1∶1 或者 1∶2 的比例勾兑，冰糖适量。要是你比较喜欢甜的口味，可以相对放多一些冰糖。这样，香浓适宜，口感顺滑的玫瑰酒就做好了。兑酒喝的时候，可以先兑一部分装瓶子里，留下的继续搁那儿下次喝。我每晚都要饮上八钱盅的大半盅，稍微多喝一点也行，对人体没有伤害，但是要注意不要过量。

健脾益气玫瑰枣

我这一生中最大的爱好，除了唱戏，就是吃，而枣是我平时最爱吃的零食。我吃的是自己特制的枣，也是我从鹤年堂学来的，那就是玫瑰枣，能健脾益气。玫瑰的作用主要是疏畅肝气、舒筋活血，枣能健脾养血。

要做玫瑰枣，需要玫瑰酱和枣，玫瑰酱就是上一节说的，用剩下的玫瑰花做出来的酱，有多种吃法，玫瑰枣就是用酱和枣做成的。

玫瑰枣的枣要小枣，不用大枣。不是说小枣比大枣好，而是因为大枣和小枣功效的偏重不一样。大小枣都有健脾功能，但大枣功在降浊，小枣功在扶本，降浊是什么意思，照我的理解，就是把体内不需要的、多余的物质排出体外，这就是"降浊"，如果"糟粕""废物"没有排出体外，那身体就很容易出毛病，跟水管的畅行和堵塞是一个道理，浊多了还不得腐烂了呀。扶本，即扶正固本，扶正就是扶助正气，固本就是调护人体抗病之根本，通过让身体素质更坚固来达到治病养生的目的。因此，大枣、小枣都可以作为药来用，不过小枣更注重养。

去年，家里的玫瑰枣吃完了，那段时间忙，忘了去买。那天我回到家看到桌上多了一袋红枣，而且还是皱巴巴，非常干瘪的枣，一看就不是好枣。我问正在看电视的孙子，他看了一眼说："哦，那枣是我买的，刚才路过市场，顺便买了回来，又可以做一些玫瑰枣来吃了。"

"原来是你买的。"我孙子没有继承我的衣钵，而且平时买枣这活是我来做的，他不知道也是正常的。孙子这一买就买出了问题，关于如何挑选枣的问题。

孙子奇怪地看着我："怎么了，这枣有什么问题吗？"

"大问题没有，以后买枣要学会怎么选择好枣，那做出来的玫瑰枣就会更好吃了。"然后我就跟我孙子说，买枣也需要有眼力的，要懂得挑选，不懂挑选，随便买回来的枣不一定是好枣。

"拿你买回来的枣来说吧，颜色浅红，发黄，而且干瘪。"我拿起一颗枣，继续说："你看，这枣的皮有很多皱皱的，带有其中一种特征的枣，我一定不会买。"

好的枣，要从好几个方面去判断。第一是看颜色，当年采摘晒干后的红枣，颜色是有点暗色的鲜红，且有光泽，而隔年的红枣，颜色变暗红，枣肉偏干，吃起来比较生硬。第二从外形上来判断，好的枣是饱满的，没有任何裂痕、黑点等，且枣的边皮不会有很多褶皱。

要是这样还判断不出，在购买之前必须要尝试一下，因为枣的外在表现是可以通过一些方法来做调整的，但其口感是无法用任何方式来隐藏的，所以这一步是验证枣好坏的关键。

孙子点了点头，说："您这么一说还真有道理，下次买肯定会注意，不过买好红枣您在行，且做出好吃的红枣也是爷爷您的绝活，我也不跟您抢了。"

我哈哈一笑，行，那以后买枣和做玫瑰枣我都包办了。

一天三颗枣，医生不用找。中医认为，枣具有健脾和胃的功效，能平脾气、补胃气、养血安神，而且更加适合脾胃虚弱的人吃。这么好的枣配上很好的玫瑰酱，两者相加，功效就加倍了。

枣在我国有悠久的历史，深受老百姓的欢迎。有人调查过，枣树在我国栽培的地域广泛，且数量居世界首位，这可想而知，我国对枣是有多么喜爱了，其中金丝小枣更是深得人们的喜爱。

金丝可不是地名，因为掰开半干的小枣，可以清楚地看到有缕缕金丝粘连在果肉之间，于是就有了金丝小枣这个名字。这种枣肉丰核小，入口甜如蜜，口感非常好。

提到金丝小枣，沧州和密云的金丝小枣最为著名。先说沧州，沧县是金丝小枣集中栽培的重点县之一。河北省沧州市栽培枣树源远流长，早在春秋战国时就已经盛行了，因为那时候农民种植枣树获利，更是带动了对枣树的栽培。看到利益这么可观，有些人将枣树移种到其他地区，希望能够带来相应的利益，但是这些枣树到不一样的环境无法很好地生长，就算结出小枣来，也是苦涩干瘪的，还是沧州的环境气候更适合小枣的生长。

提到沧州，就会想到沧州崔尔庄，这是一代文宗纪晓岚的故乡。这个沧县崔尔庄也是沧州红枣的产地，枣的质量好，产量也高。相传乾隆帝在位的某一年，他到沧州一带去狩猎，经过献县，路边目之所及都是枣树，挂着累累的果实，随风摇曳，非常诱人。他顿时喜上眉梢，摘了一枚枣，掰开看见金丝闪耀，心情更好了，吃在口中清脆香甜，喜言道："沧州自古草泽之地，然金丝小枣风味殊佳，如是者鲜矣？"

有些人更偏爱北京密云县所产的金丝小枣。密云小枣的特点是皮薄、肉厚、核小、含糖多，且几乎没有虫蛀。对于金丝小枣不追求有多大，认为枣越大效果越好，这想法不正确，密云小枣反而越小越名贵。

从外形上看，小枣色泽红润，虽然果实看起来小，但是果皮比较薄，果汁也比较多，吃起来味道很甜，可以直接洗干净了鲜食，也可以做成干枣来吃。即使晒制成干枣，它的枣肉也是丰厚的，而且还很有弹性。密云小枣与鸭梨、核桃并称为密云三宝，享誉全世界。

金丝小枣除了有较高的营养价值之外，还有一定的医疗功效，能够益心润肺、和脾健胃、益气生津、补虚养颜。因此，金丝小枣一直被誉为传统的上等滋补佳品，尤其对女人来说多吃枣，气色越好。滋补的金丝小枣加上玫瑰花，简直是天作之合。

玫瑰枣的制作非常简单，从配料的量上来讲，500克小枣，就要两勺玫瑰酱，再搁上红糖50克左右就可以了。

准备好了配料，把小枣和红糖同时用水煮。小枣煮透收汁，放温后将玫瑰酱两汤匙放入枣内搅拌均匀。盖上锅盖，焖几分钟即可。

玫瑰酱最好是枣煮熟时再放，等枣收汁再关火，枣彻底裹上汁了，关了火也不要立马就放玫瑰酱，先降降温，一般来说降到60℃左右，再放两汤匙的玫瑰酱。

为什么要这样做呢？要是玫瑰酱早放了，玫瑰香味很容易在高温的情况下蒸发了。但也不能等太凉了再放，因为玫瑰酱是糖腌的，玫瑰花被捣碎成泥，然后搁上白糖，这样腌成的玫瑰酱，你要搁两勺，挺稠的，得有点热气，这玫瑰酱才会化，凉了就化不开了。

另外，还需要注意这个玫瑰枣不能搅拌，枣熟了还拿着勺搅拌就碎了。所以放上玫瑰酱之后颠匀，然后盖上锅盖，再给焖一焖，等晾凉了以后，装在瓶子里头，或者随便拿一个容器，搁在冰箱里，平时就可以拿出来吃几颗。做玫瑰枣的时候已经把水分蒸走了，所以没什么水分，不容易发霉，可以保存一段时间。

我平时很注重保养，其中包括规律作息，一般是 6 点起床，晚上 10 点左右按时睡觉，中午会小睡半个小时左右。在饮食方面，我也常年坚持早晨喝牛奶，现在我 90 岁了，上楼爬山也丝毫不逊色于年轻人。吃饭的时候配点小酒来喝，吃过饭后会一边看电视剧，一边吃玫瑰枣，惬意舒心的生活。

第四章

千年古方大揭秘

苹果原来可以这样吃

早先，车没这么多，房子没这么高，人们也没这么行色匆匆，连疾病似乎都总是那几种。不像现在，今儿这病毒明儿那流感。因为总是那样一些病症，吃什么药，以什么方法调养身体，基本都有通法，医馆的大夫如果没有自己的治病特色就很难在行业里突出，而药店要是不珍藏一些独特的方子，也只能不温不火难有发展。像当时的四大名医各有各的擅长领域，其中我们认识的汪逢春，他就极懂用药。而药店，流传最广的"丸散膏丹同仁堂，参茸饮片鹤年堂"，也是说同仁堂和鹤年堂各有它们的经营核心。

因为现在不一样，人都忙，能花钱得到的绝不自个儿做。时代不同了，鹤年堂一些上古的方子我把它们写下来，您看了，真的会在家做吗？

之前讲到玫瑰枣，《黄帝内经》中有"五谷为养，五果为助，五畜为益，五菜为充"，意思是五谷是人体营养的根本来源，水果作为辅助，肉类用来补益，蔬菜可以充养。三餐之中主食、肉和菜，总是会吃到，但对于水果，似乎是到了这个时代才成为普通食物，以前我小时候都不经常吃。水果对于身体真的是很好的，就从最常见的苹果开始说。

1945年前后吧，店里招了几个小徒弟，我记得其中有一个，相貌端端正正，五官很好看，可是脸面发白，一眼就知道底子不好。据说是我们三掌柜的老乡，家里那边打仗，亲人都死了，念过几年书，来北京城找金掌柜，掌柜看着孩子可怜，而且的确有灵气，就留他先当杂工。后来赶上鹤年堂招徒弟，就让他参加了考试，还算顺利地通过了。名字具体什么我记不住了，但因为他日子过得太省俭，话又不多，爱笑，爱读书，也勤快。这个师弟做事积极，什么苦活累活都抢着干。三餐都是等大家伙吃过了，才自己去盛半钵饭，就着别人舀剩的菜叶汤水，长条凳上独自坐下，慢腾腾很仔细地一粒米不留吃完碗里的食物。逢着十天一顿的犒劳，师兄师弟们年轻热闹，抢着大鱼大肉尽足了吃，他还是一样吃他的"乞丐饭"。看电影听戏之类的事情，票有余他就去，票不够他就说有事去不了让别人去。有人说他是苦日子过惯了，没有享福的命，他听了并不生气。

有次我实在忍不住问了："你这样对身体不好啊，你看你，脸发白，嘴唇皮肤干得跟什么似的，咱们吃的是大锅饭，又不要你钱，你干吗不好好吃？"

他无奈笑笑："我没有不好好吃饭啊，吃什么都一样嘛，咱们吃过剩下的，每回我看灶上都倒掉，有米有菜有盐，我吃一碗就少糟蹋一碗。"意思虽然是说不想浪费，但对于他的行为，我还是理解不了。千种道理万种道理，亏待自己的身体总不对。

碰巧有一次我回老家，家附近果园里苹果熟了，母亲要我背了口袋回鹤年堂。我给要好的几个师兄弟分了，也拿了几个给"小书生"。黄昏不忙，他背完了书捧着自己的《三国志》在看，见我来了，放下书招呼："雷师兄你找我？"我把苹果举到前面："我从家带的苹果，这几个送你。"

"不用，不用。"他急急忙忙很认真地推辞："太贵重了，而且我不爱吃苹果。"明显是找的借口。

"要好的师兄弟都有份。"他听我这样说，就收下了。"那谢谢师兄了，我收下了，下回我请你看戏去。"

过了一周左右，鹤年堂坐诊的汪逢春大夫又给患者开了苹果膏，叫丸药房给做。我负责熬，这个师弟给我打下手。几天不见，看他整个人像变了个样子，脸色不是之前的惨白，隐隐透出红润光泽，嘴唇也没那么干燥，至少不再皱巴巴渗血丝了。

"你最近气色好多了，有好好吃饭？"

他不好意思笑着："早上魏师兄也这么问我。"

又过了几天，中午吃饭的时候，大家望着这个师弟开玩笑说："最近交了桃花运了，在前边值柜儿，半大的女孩子见了他都红着脸。"

那天我有点不舒服，吃得慢，别人都散了，我还坐着，刚好"小书生"来吃饭。我看他气色又好了很多，眉目俊秀，身体挺拔，的确是漂亮的小伙子，以前像一张褶皱的白纸，干巴巴不惹人注意。见他吃饭还和以前一样，寡汤寡水，很香甜很认真地细嚼慢咽着。

"你最近吃补药了？或者，有什么好事？"我还是好奇。

他还是一样恭恭敬敬的不好意思着："我也不知道，最近身体是好很多，精神也比以前充足，心情也似乎舒畅多了。"

"你最近做了什么和以前不同的事吗？"

"嗯？"他想了想，不过也似乎早有答案："应该和你送我那几个苹果有关，最近我每天早上吃半个。"

这师弟身上有苦行僧的素质，可能跟小时候家庭环境有关，也可能只是性格的原因。饮食娱乐上头不计较，爱干活，体力耗得多，喜欢读书难免多思多虑，再一个家里大灾大难见过、经过了，心中自有苦楚。他这样的年轻人，最怕就是营养不够，身体承担不住大脑和精神里喷薄的力量，因为吃饭轻简，从来也没有什么零食，时间长了，自然你看他常常佝偻着身子，头发像干草，脸发白，嘴发干，这是元气不足的表现。苹果呢，苹果生津止渴、清热除烦、健胃消食，虽然不是什么大补的药材，但它内补津液润泽人体的气血，外除烦热，以及思虑造成的人的精神压力，而且调养脾胃，使饮食中的营养渐渐化散在身体里。这种由内而外的补益，对于他这样体质的人效果自然最好。

所有的人都在议论，以为师弟得了什么神奇的方法突然神采奕奕，原来就只是这小小的水果的功劳。我经常给汪逢春熬苹果膏，他之所以爱用苹果，也是知道苹果对于人身体有这样多的好处，方子里加入一些对应的辅助药料，熬出的膏滋可以帮助病愈的人恢复元气。

这件事情，我没和别人提，几天后，"小书生"又恢复了原来的样子，白苍苍脸色，努力撑直仍然有些勾着的身子。见面我问他是不是苹果吃完了，他尴尬地笑。出去玩顺便又给他称了几个，贵虽贵，但这人叫人心疼，提给他的时候，他死活不接了。

"这苹果既然对你身体好，就该一直吃着，天天剩饭剩汤糟践自己做什么，你正长个子的年纪，父母见了不心疼？"我有点激动，一时忘了他家里的事。抬眼见他虽然仍在笑，眼眶还是起了红色，表情里藏不住的痛苦。

"师兄，好，苹果我自己去买，一直吃着，行吧？"

他是不肯受人的恩惠，刚好有其他师兄在宿舍外头喊："小书生，晒药。"得了机会，怕我放下苹果，推我出了宿舍，关上门，跑去干活了。

自那之后，他一直坚持吃苹果，有时间遇上了就会称2斤搁着，早上吃，所以气色还好，脸总是红红润润的，有少年人该有的清朗模样。我还劝过他其他一些事：吃饭的时候稍微积极点，偶尔把自己放松下来休息休息，多说话，要和师兄弟们打成一片……我说，他就很认真听，过身还是老样子。不过，虽然他有点怪，也不怎么合群，但并没有人讨厌他，有好东西也都想着他，跟我一样把他当个小兄弟照顾。

一年之后，日本人走了，战争暂时结束。小师弟跟三掌柜说要回家。三掌柜不同意，说他傻孩子，鹤年堂这样好的条件，在这里安安生生过日子，他九泉之下的父亲母亲也放心，回去什么都没有了，回去做什么。师弟不争辩，坚决要离开，拧的全不像他文文弱弱平常的性格。

走之前来找我，手里捏了张戏票。

"雷师兄，之前答应请你看戏，一直没遇上机会，这回新新剧院有场子，我买了很多票，师兄弟们一块，去听戏吧。"

第二天晚上，我们七八个关系不错的师兄弟去听了裘盛戎、马连良的《群英会》，舞剑的周瑜、借箭的诸葛，武戏花枪跳得特漂亮，文戏唱腔响亮真好听。回来路上，一群人，说说笑笑，扮着刚才戏台子上的角色胡乱唱，路灯黄亮亮遍地，月亮当着大路正中央。菜市口还有人吆喝卖水果，"小书生"跑去称了几斤苹果，大家一人一个，我看见师弟眼睛揉得红红的。管他呢，我们正年轻，今宵酒今宵醉。唱歌！

后来听三掌柜讲，小师弟回去，行医办学，全是自己看书自学，用功得不得了，底子又差得不得了。再后来，音讯渐渐少了，没有了联系，在这里，也遥祝他好运。

经过这事我比从前更爱吃苹果了，还自己在家按着汪逢春的方子熬苹果膏给家里人喝。

京城名医巧用膏方补气血

1840 年鸦片战争之后，中国因西方列强的入侵，渐渐贫弱，很多人将矛头指向了两三千年的传统文化，四书五经孔孟儒道被批得一无是处，中医中药也跟着受到普遍质疑。曾有几次，差一点实行了废除中医馆、取缔中药铺的法令，幸好那时候各方老中医全力维护，才保住了中医药一脉未遭中断。这批老中医里，有"北京四大名医"之称的施今墨、萧龙友、孔伯华和汪逢春四位老先生。他们一方面跟当时国民政府斡旋，极力陈说中医学的合理和可靠，一方面尽己所学在全国范围大量培养年轻的中医中药接班人。如今时过境迁，回头再去看，老一辈人真是有远见，既保护了中医文化不毁灭，又为中医药的发展留存了一批专业水平有保障的好医生。

　　四大名医中的汪逢春家在西河沿，菜市口过了宣武门外大街就是，离鹤年堂很近。那时候没有大医院，一条巷子一个中医馆，患者多，加之汪逢春名声大，上午出诊，七八十号人排队去看病，自己写方子忙不过来，断完病症出方子，嘴里念，徒弟写。念得快，写得更快，那字乱的不成样子，只有鹤年堂的人认识，所以患者一般都来我们店抓药。一年两年时间久了，我们见着他的机会攒的多了，也就熟了。这老先生，一副圆框黑眼镜，学究的模样，读书多；胖胖的脸面，两撇儿胡子，看着不苟言笑很严厉，但其实时间久了就知道他人很温和。我在丸药房当丸药头，在前柜抓药，手上经过的方子很多，我喜欢把好方子记下来，以后也许都用的上。汪逢春的方子都很好，一是他用鲜药多，冰柜里绿莹莹的鲜药，纸里面一包，不像拿着药，倒像捧着一些植物花草；二是他爱开果子药，葡萄膏、南瓜膏之类，甜滋滋的，虽然是药，患者爱吃。所以汪逢春的方子我存了不少，感觉最适合调养身体用的，还是苹果膏。

　　以前有一个商人，和现在公司上班的白领一样，整天的劳心劳力，没日没夜跟人交涉，隔三差五的饭局，饮食作息特别不规律。时间一久，身体出问题了。先是不想吃东西，但觉得脾胃有些不好，平常注意一下自然会恢复，也就没有注意。后来渐渐排泄也不正常了，浑身没劲，精神差。这才经朋友介绍找上汪逢春，因为汪逢春最擅长脾胃病。

"汪大夫，您给我看看，最近吃不下东西。"他去西沿河找汪逢春看病。

汪逢春一看，"你这是累出来的病，也不严重，需要调补身子，正吃着的药都停了，拿着我这方子去鹤年堂。"

商人拿方子一看，开头先是"国光苹果十斤"，当下脸上露出为难的颜色，"这苹果能治我的病？"

汪大夫一摆手，让他放心。

商人到了鹤年堂，方子给我们。我们一看，笑了，"是汪逢春汪六爷给您看的病吧。"商人就问我们这苹果是干什么的。我们一问他的症状，再仔细看看他没精打采的面色，知道他是脾胃虚弱、气血亏损，苹果膏对调养这种人最管用，告诉他只管放心，别看苹果不起眼，正是给他补气血的。

商人吃了一段时间苹果膏，又来鹤年堂说要上回一样的膏滋。"最近怎么样？"我们问。

"哈哈，好多了，吃下饭了，精神好了。主要是这苹果膏又香又甜，冲开了真好喝。"商人的身体后来虽然恢复了，但是苹果膏仍然隔一两个月就叫我们给他熬些备着。

"脑为元神之府"，元神存则生命立，元神败则生命息，得神则生，失神则亡。可见大脑对人来说多重要，现在人的生活状况大部分比那个商人还坏，对脑、对元神的伤害极大。清早少有人家里做饭吃，都是地铁口公交站买个油腻腻的煎饼灌饼，配一杯黏糊糊加足了淀粉的粥，或者直接快餐店汉堡、豆浆，甚至咖啡，一天之始是这样粗糙不健康的食物。有些人可能为了多睡两分钟觉，习惯性的不吃早饭，然后开始一天的工作，对着电脑，殚精竭虑，身体不运动，大脑快速旋转，拼命过度地耗费元神。到了晚上，明明是该休息了，要么大脑还在运转，电话、电脑，客户不断事情不断，要么一群人聚餐、谈生意，总之大脑是没有休息的。好不容易上床躺下了，含两片安眠药，回想这一天的工作，计划明天的安排，累极了的可能三五分钟草草睡着，很多人其实一夜的梦魇不断，连睡觉也不会停下脑活动。这种生活，朝九晚五，不见尽头，身体怎么可能不出问题，所以现在养生在社会上地位被抬高了，那是因为人们的身体已经处在问题最多的状态。就算知道要养生，事情一多、工作一忙，一样的饮食作息颠倒混乱，不可能长时间修养。耗损过了，还不补养，大毛病很可能就不远了。

而苹果膏，补益气血，填充大脑活动耗散的元神。还能滋阴润燥，"阳气者，烦劳则张"，人一旦烦劳，阳气会变得亢盛外越，跟着阴液耗损，所以往往身体疲惫精神不支时，会出现上火、发炎、口干舌燥等病症，这都是阴液不足的表现。苹果膏滋阴润燥，五脏六腑润泽，气血流畅，精神才会好起来。

苹果膏不是什么大补的东西，是一种慢慢润化涵养的过程，坚持喝，能看到效果。做法呢，真不难，所以我自己在家常熬，主要是儿孙，工作也好，学习也好，用脑伤身，我就让他们喝苹果膏。

取三个苹果，切块儿，去核去蒂。苹果为君药，是主要的，还有辅药，生地、熟地、当归、白芍、党参各40克，白扁豆、南沙参、玉竹、麦冬各30克，陈皮20克，甘草10克。

苹果块儿和药料倒入锅里，加6～8倍的水，煮3个小时滤出药汁儿，重复3次，滤渣取汁。将得到的药汁沉淀，清液纱布过滤，大火浓缩，待药汁黏稠后，改小火熬，慢慢搅拌。最后，用筷子沾一点药膏，滴进水里成珠状不晕开，就算熬成了。

1∶1的比例加入蜂蜜，继续熬，把蜂蜜的水分也熬干。得到的膏滋密封可以储存很久。

这些辅助药料里边，白扁豆补而不腻、温而不燥，对于补益气血效果非常好，陈皮理气健脾治疗燥热，甘草是调和诸药的，其他几味药也主要是在补气血。气血一旦充足，脸色会跟着变红润，延缓机体衰老，所以这样熬出的苹果膏，还有抗衰老、美容养颜的功用。

汪逢春当时爱开这个方子，主要是针对一些康复的重症患者。大病初愈，人的身体还很亏虚，调养的话，患者肯定不愿意再喝苦药，他就让鹤年堂给熬些苹果膏，慢慢恢复生病期间消耗的元气。那个时候，3个苹果肯定不够，一次就是10斤，10斤东北的国光苹果，药料也不是固定的，根据患者的体质加入不同的药材，一般的是茯苓、山药、黄精、麦芽、莲子肉各50克，再加500克蜂蜜。

有天早上去公园锻炼，遇见个邻居，我们聊天，他讲他孙子正在上高三，全家人都围着这孩子转，想吃什么做什么，想要什么给备什么，夜里头一点声响也不敢有，保证孩子的睡眠质量。可是，孩子每天晚上回来，还是很疲惫，让人心疼。而且，打小很乖一孩子，那时候偶尔跟他爸妈发脾气，额头上隔三差五青春痘老是出。他和孩子父母会捡一些补脑补虚的药回来，或者熬粥煲汤，或者直接煎药，时不时给他调养着，效果不大。

有一天凌晨都一点了，孩子还在写作业，他披了衣服起夜，门缝里见着光漏出来，推开门一看，孩子头一点一点的，笔都滚到了地上。他把孩子抱到床上，脱了鞋盖上被子，熄灯让睡了。谁想第二天起来，孩子气急败坏地瞪着他。

"爷爷，昨晚是你扶我上床睡的吧，迷迷糊糊记得是你，你怎么不把我摇醒来，摇醒来等我卷子写完再睡。"看着孙子疲倦到极点的样子，他很着急，这样下去这孩子不要命了，问我有没有什么办法。

我叫他去市场买几斤好苹果，告诉他熬苹果膏的方法，让他给孙子试试。过了半个月，又碰见这邻居，再聊起这孩子。

邻居说，他回家熬了苹果膏，每天晚上逼着孙子12点前，热水化开，喝下必须睡觉。开始孩子千百个不情愿，父母说什么都不行，邻居就也不睡觉守着，孩子怕老人身体吃不消，没办法只能搁笔关灯。这样坚持了一周之后，眼看着那孩子好起来，说话慢条斯理，恢复了原先的样子，不急也不躁，脸上有了血色。一家人悬着的心终于放下，都说要请我去他们家坐坐，吃顿饭答谢我。

人一累，火就旺，热邪入侵，元神尽散。苹果膏它是个调补，从内到外把人从焦躁烦劳的"火焰山"上拉回来。血气足了，心平了，再多繁忙的工作学习，也可以有条不紊地去面对。

秋梨好吃膏难熬

鹤年堂熬膏滋——秋梨的简单吃法。

苹果膏不是鹤年堂的配方，每回也就是遇着汪逢春开了这个外配的方子来，我们才给现做，店里头并不是一年四季都有储存。但像梨膏、益母草膏，一回光进来的梨就上千斤，益母草也是大捆大捆一马车地送来，熬这些常备膏滋，一年一次，是鹤年堂的大事，很热闹。

鹤年堂后面通的铁门胡同，刚好后门里头南侧有两大间的房子是储存室，大批量的一些日用品或者药材来了，不从前门过，直接用大马车拉到后门，卸下来就有地方放。后门那条街，因为这个缘故，常年有小贩卖各种北京小吃和玩意儿，顾客主要就是给我们送货的农村人，以及我们自己被派去帮忙卸货的小徒弟。老树下边，来来往往，人、马、车、驴、骆驼，鼎沸喧腾，从早到晚。夏天里午后，很多人在这儿。

"让路，让路。"送煤送炭的，马车拉不动，赶着骆驼就到了门口。两边列满看热闹的人，大麻皮口袋，绳子抽开，黑苍苍全是上好的木炭。

秋天会有农村人大筐大筐挑着梨子送来，肥肥胖胖的雪白大秋梨，一筐子一二百斤，上十筐倒在院中大笸箩里。秋阳秋风凉凉爽爽，又晒又吹，满堂满院，梨香从后边铁门胡同直飘向正门前头，角角落落的甜味儿。这么诱人的果香，员工来来回回路过，总忍不住要捡两个往嘴里塞，人太多，你一个我两个哪里是个办法。掌柜们吩咐，梨子搬进屋，锁上门窗，只有几个负责人关里头擦梨丝儿，其他人不许进去。意思是防大家伙儿没节制地将熬膏滋的梨子当水果吃，但其实哪防得住。师兄弟们经过膏滋房，敲一敲窗户，里边擦丝儿的人打开一看，你跟我关系好，我跟他走得近，身旁挑两个肥美的就给递出去了，"还要再来取啊！"

掌柜们也都知道，并不真管，锁起来只是给大家提个醒儿，"这梨子还有用呢，你们少吃几个。"怪只怪当季的梨子太香甜，馋的人一个两个吃不够。

师兄付康俊，专管熬膏滋的，最爱开玩笑。我刚到鹤年堂几年，先在斗房待着的时候，他就老爱逗我玩儿，我爱笑，他一逗更笑得厉害。

"雨霖啊，你怎么这么爱笑，每天都有大喜事的样子。"他常常这么问我，一遍一遍问过好多次。

"因为师兄弟们对我好，大掌柜二掌柜三掌柜对我好，经理对我好，付师兄你对我好，大家伙儿都对我好。"我人小，想什么说什么。可能是性格原因，本来喜欢乐呵，加上在鹤年堂有东西学、有好伙食、有很照顾我的人，所以心态永远都很好。

后来调到丸药房，和付师兄一个部门，他有活总是习惯性地叫上我。每年秋梨上市的那段日子，上千斤的梨子擦成丝儿后，他就带我一块熬梨膏。

本来诸药忌铁，蒸炒炙煅、熬膏滋、炼蜜，等等，一切的药品制作加工都不能用铁锅，因为铁容易和这些药物发生反应，影响到药性，所以在家里煎药也切记不能用铁器。鹤年堂的罐、铲、勺、锅、壶，需要火上加热的器具，基本都是铜制的。但熬梨膏没办法，最大的铜锅也不够盛，只能用挂锡里的大铁锅，就是在铁锅里边涂高温熔化了的锡水儿，凉了之后，铁锅面上就是一层厚锡，保证药料不和铁有接触。

挂锡里的大铁锅要有，熬梨的铜锅也用，熬辅助药料的。梨是付师兄熬，我每次见他干这活，都好奇他怎么有那么大力气，大火炉上架大锅，搅和的大铜勺很长，他自已抱着大盆的梨丝儿往锅里倒，水要加足，煮开了还要把丝儿滗到旁边的桶中。反复3次，取3次的梨汁。最后捞出梨渣来，裹进大纱布，把剩下的梨汁儿榨干净，不糟践东西。这都是要大力气的事，师兄很少让人搭手，他自己很利落的就煮出两大桶。边上放一段时间，让里面的渣滓沉淀下去。

我这边小铜锅、小火炉，川贝母、款冬花、百合、麦冬几味药也用同样的方法熬3次，取3次的药汁。

路过的师兄弟们见了我们两个熬梨膏，都开玩笑说："这两人真像两兄弟，上阵亲兄弟，哈哈。"付师兄大锅大炉大桶煮梨汁儿，我呢，小锅小炉小桶煮药汁儿，站门口一看，一大一小，一站一蹲，可不是像两兄弟吗。再看，身前锅上两蓬烟，一朵肥肥壮壮白团团直往屋顶窜，一束又细又长青青渺渺自向门外飞，飞过一高一矮两株银杏木，树冠金灿灿映着蓝莹莹的天，天高云淡，两只花风筝，大的是展翅雄鹰，小的是蝴蝶。等到沁入身体的梨香、药香渐渐淡下去，氤在脑子里热热闹闹甜梦散开去，差不多汤和汁就都沉淀好了。两种清液滗出混合，过纱布滤干净。到此，准备工作算完成，下边熬膏滋是实打实的技术活，也是我要认真跟付师兄学习的部分。

大锅大火煮药汤，让水分迅速挥发，直到剩下三分之一改小火，小火收锅，要拿铜勺子慢慢搅。师兄胳膊搅酸了，我接着继续，要越来越用力，因为梨膏会越变越浓稠。仔细观察锅上飘的白气，基本看不见的时候，说明水分已经差不多蒸发干净了。怎么检验这膏熬成了没有？师兄教我两种办法。

一是提前准备东昌纸，那年代贴窗户的一种白麻纸，纹路比较粗，沾水立刻晕湿，有点像现在的餐巾纸。把这种纸备在一边，用筷子沾上膏，滴在纸面。如果熬好没有水分了，它顺着软趴下粘在纸上，不会散开，更不会将纸濡湿。

二呢，一杯清水，一点膏滋滴下去，圆滚滚一颗珠子浮着，慢慢坠到底，清水还是干干净净没有膏液洇染。

腰酸背痛，终于熬完了，我高兴，扦了一勺直接往嘴里送，"咦，怎么不甜。"味道很淡，不像平常感冒喝的梨膏甜味儿重。付师兄叹口气，摇摇头："这只是清膏，半成品，还没兑蜜，用的时候兑了蜜才甜。"

工作还没结束，最后一步，装坛。大陶坛子，一坛一坛，装八九成满，封严。整整齐齐屋里摆好，一年用的梨膏都在这里了，因为它没水分不容易发霉，存放三五年没问题。月牙儿屋檐挂，师兄院子中央揉肩捶腿，踢踢踏踏活动筋骨，银杏叶子扑扑泼泼一层层落。回头见我还在收拾归置。

"唉，还是你年轻，年纪小体力好，这一天下来居然还这么精神。"

我笑笑，不停手上的事，心里很开心。擦梨丝儿、生火、架大锅、煮汤汁、熬膏滋，上千斤的梨子变成这么几大坛清膏，全是力气活，可是看着付师兄利落熟练的操作，有种行云流水的气势，很漂亮，很赏心悦目的。最主要，确实学到了不少扎实的技术，付师兄他就是言传身教，边干活边跟我讲，为什么铁锅要挂锡里儿呀，煮梨丝儿加多少水啊，药料的比例多少呀，收膏时候怎么搅拌啊，最后如何去看膏滋熬成了没熬成……

看着东方微微泛了白，散散碎碎几颗星子光亮也要暗下去，器具各归其位，屋里地上、灶台四周干净不见水渍。

"师兄，收拾好了，去睡吧。"坐门前台阶上等我的付师兄打了很久瞌睡，叫他去睡却说要等我。两人回了职工宿舍，头沾枕头立刻睡着。遥遥的，大路上已经响起马蹄踏过地面的声音，睡梦里，似乎进到一片深秋的梨树果园，盈盈满满明黄色的甜香气。

梨子呢，有润肺止咳、清热化痰的作用，这几乎是老少皆知的事。熬梨膏说难倒也不难，主要是耗时间，我和付师兄忙了一整天，得到的也才是半成品。而且梨膏过去一直是宫廷秘方，民间不知道怎么熬，也不许你熬，有些太医院退下来的人，知道梨膏治病的原理，根据配方发明了种更简易的梨子吃法。取个梨劈开，掏掉核儿，空心中间儿搁两三克川贝面儿，两半儿都撒匀了合上，放碗里头上锅蒸，10 分钟左右就熟，晾凉直接吃。现在冰箱方便，一次蒸上 3 个梨子，连着 3 个晚上吃，一般的咳嗽上火就消下去了。所有的梨膏都加有川贝，因为川贝是治咳嗽最常用最见效的一味药。川贝微苦，蒸梨时可以加两枚冰糖或者淋点蜂蜜，刚好冰糖凉性、蜂蜜润肺，搭配梨子、川贝很合适，这也是梨膏最后为什么还要兑蜜的原因之一。

我们熬出的清膏放大坛子里存着，前柜装瓶说要用。先定好多少的量，付师兄备下相应比例的冰糖和蜂蜜。这又有许多讲究，也都是跟着师兄慢慢学。我原先以为，把冰糖捣碎和蜂蜜搅一起，倒进清膏里拌匀就行了，却没这么简单，几乎是要重走一遍之前熬清膏的漫漫长征路。

冰糖也好，蜂蜜也好，里面本来都有水分，而且使用的时候都得先用水化开，水分又增加了很多，但膏滋是一定不能有水的，否则容易霉变。所以，还得熬。

记得我第一回帮付师兄兑蜜，前柜说要 10 斤梨膏，我去给抿蜜，一气舀了一大盆。端到灶前，师兄一看，敲我脑袋："你怎么拿这么多来，又上 10 斤的量了？"

"不是要 10 斤吗？"明明说要 10 斤梨膏，我也没抿很多。

"还要兑蜜不是，一斤清膏得兑一斤半或者 2 斤的冰糖和蜂蜜，你算算，这 10 斤膏再加一二十斤的蜜，多了一倍出来了。"付师兄是在讲理，可我越听越绕，他又继续说：

"你算术可是很好的呀，那年年终盘点不是算盘打得最快，连刘经理都夸你了？自己算算，只用多少清膏就够。"他这是逗我玩儿，他自己心里想必早有数了。我拿根筷子在地上算，还好不难。

"按理是4斤，4斤清膏，然后再兑6斤蜜，1∶1.5的比例是这样，一共就是10斤成品。"算出来了很开心，师兄也笑，叫我把多扢的蜜倒回去。

我把4斤多一点的清膏称好倒进铜锅，一看旁边的蜂蜜，闻见洋槐味儿，又不对了。

"咦，每回咱们给汪逢春熬苹果膏，还有上次见他们熬乾元膏，用的都是枣花蜜，这个怎么不是？"我问。

"一般的膏就兑枣花蜜，枣花蜜油性大，不沉淀不起白沙，而且透明好看，熬膏滋最好就兑它，熬出来的膏可以放很多年。但梨膏比较特别，梨膏要甜，味道要更香，荆条花和洋槐花都比枣花香甜，尽管搁久会沉淀，但咱们还是多用这两种。"

"哦，所以，一次只熬10斤的成品，怕起沙？"

付师兄又顺道教我怎么辨别蜂蜜好坏，用筷子沾出来，看它往下流着流着又缩回去，说明不含水分是好蜜，如果一直流不停则是水分多不能要的。这就是耳濡目染，不需要刻意去学，一点一点，触类旁通。大家总会把自己知道的传授给你，时日久了，好坏、优劣、真假，只要和中药有关的东西，全部摸清了。

冰糖砸碎，和洋槐花蜜一起也加进锅，与之前熬清膏一样，小火慢慢让水汽蒸发。直到像前边讲的用筷子试"滴水成珠"，才算得到了最后的"梨膏"。装瓶，贴好标签，送前柜，很畅销。达官贵人、街坊四邻，咳嗽了，或者咽喉发炎了，会到店里来买梨膏，回去自己用开水冲开，早晚坚持喝两天基本病就好了。

刚到丸药房的时候，是跟着付康俊等师兄们一步一步这么学过来，其他门类炼蜜、捏丸儿、摊膏药……还有其他师兄弟的教导。后来付师兄调走，我升为"丸药头"，见面的机会慢慢减少。时间飞快，我之后又上前柜抓药，越来越忙，肩上的担子越来越重，体力再不似少年跟付师兄熬梨膏时候好。至今记得，四合院台阶上累了一整天的师兄，歪坐撑肘打盹儿，月亮柔柔洒下遍地白光，我在屋里忙，炉火摇着摇着渐渐熄灭了。满世界梨膏香。

付康俊师兄后来渐渐和大伙儿都失去联络，70多年不曾再见。

受贵妃欢迎的美容利器

宫斗，劳心多思伤身。

苹果膏也好，梨膏也好，这些果子药，很多药店都会生产制作，但鹤年堂的优势在于它的精细。苹果膏因为是汪逢春的方子，所以配伍的药料很讲究、针对性也比较强，什么患者适合喝，什么体质应该服，汪大夫开方的时候都有考虑，不像其他药店什么人都可以买回去用。而梨膏，真是熬得特别认真，梨子一般切成块儿就煮，但我们一定要擦丝儿，做得也细，兑洋槐花蜜或者荆条蜜更甜更香，不怕费工夫。但总的来说，并不是非要到鹤年堂才能见到这些膏滋。唯独有一种，确确实实是鹤年堂的秘方，刘一峰家族自己发明，经临床试验，并且命名，其他药铺没有。

最近几年，一开电视，屏幕上八九不离十紫禁城、御花园，一群半大不大的姑娘，戴上颤巍巍镶珠花旗顶，穿了大红大紫明艳端庄清宫服，踩着敦敦实实好危险的盆底鞋，围住一个皇帝、阿哥争风吃醋，勾心斗角，上演血雨腥风、热闹喧腾乱哄哄、你方唱罢我登场的相同剧目。明明是借的古代故事，却不是为的老人们怀古念旧当戏听，拿着遥控器，这边夺嫡之争换台去那边滑胎之祸的多半年轻人，尤其年轻姑娘。

前年过年，晚辈们正月初三来给我拜年，桌上摆着玫瑰枣、法制黑豆和一干果子零食，我下厨房做拿手的米粉肉，电视开着几乎没有人看，都在聊这一年的际遇和故事。唯有一个孙辈儿的姑娘，盯着电视安安静静看《甄嬛传》，吃饭也心不在焉，眼睛直接是贴在屏幕上很认真。进广告的空当，看我闲下来歇着，忙问："舅爷爷，麝香到底是个什么东西，真的有滑胎的作用吗？"

晚辈肯问我中药知识，我心里高兴，清清嗓子准备长篇大论："麝香啊，是麝鹿的一种分泌物……"

可惜，没等我开始讲多少，广告结束，她早把头偏过去理也不理我。电视剧继续，我跟着看，是在说一个妃子用麝香害另一个妃子不能怀孕的事儿。我忍不住好奇，插空问这孙女儿："你是喜欢历史吗，怎么这么爱看这剧？"

孩子礼貌性地不薄我面子，回答道："不是，是因为我们公司就跟这剧里头一样，出的事情、为的东西，很像。"

她怕说多了我听不懂，赶忙收起话头看电视。

其实，我也未必不懂。看这些晚辈，一个个倒算精神，淡妆浓抹言笑盈盈，可我许多年药材行业过来，懂些医理，望闻问切的"望"多少会一点，总觉得他们底子都虚，男孩子普遍勾着个腰直不起背来，女孩子洗掉脸上的妆，皮肤白苍苍也不太健康。他们应该都有他们的累，非我们老一辈人能够想象。

清朝宫廷里的事，编剧导演的纯属虚构，但对于我，在鹤年堂的那些年，一些老先生就是从清朝活过来的，清朝对于他们是扎扎实实身处其中并且仍然固化在他们人生的一个时期。老先生们有很多关于清朝民间以及满清宫廷的掌故，加之东家刘一峰爷爷刘永泉、父亲刘辅庭都曾出任清宫御医，故事的真实性也大都有保证。其中一个，让我觉得我其实可以理解这个孙女儿说的话。

劳心者治人，劳力者治于人，心也好，力也好，用之过度对人的伤害都一样严重，身体可没有高低贵贱之分。知养生、遵天时的种地老翁或可年寿过百，锦衣玉食、多思多虑的帝王后妃却常短命，说到底是个"度"的问题，凡事该节制。刘一峰爷爷刘永泉老先生当年在太医院，看诊的全是皇室贵族，可惜千奇百怪的病症并不比民间少。

正赶上春天，紫禁城里万物生发、花草萌芽。一天中午，太医们闲下来讨论医理，跑进来个小宫女："我们娘娘晕倒了，快，快去看看。"一问知道是刘太医负责的妃子，他赶忙跟着来人往后宫赶。

到了妃子寝宫，隔着帘子搭上帕子把脉。要说给宫中的妃子看病，那可不得了，过去的男女有别，不能直接搭脉，必须得隔着布才行，你想，皇帝的妃子，岂能是乱碰的。刘太医又问了贴身侍女病症的细节，说是最近心烦不爱说话，总坐床上发呆少走动，饭也吃不下，怕冷，立春了怀里还不能离火罐子。好不容易有点力气去御花园探春，两只蝶子猛地从眼前掠过去，脚下趔趄顺势就晕倒了。这是常见病，脉象和病象都很明显，刘太医按常规给开了方子，知道没有性命之忧。

但刘太医还有他的顾虑，像这种劳心伤神引起的体虚病，今天治好一个，明天又有另一个，治好了的又会很快再复发，如此陷入死循环，总不是个办法。一入宫门深似海，尤其是小姑娘，年龄不大历世不深，进了三千佳丽共侍一君的深深紫禁城，人心复杂，君心难测，个人性命就先挂在了刀刃上险象环生，身后还有一整个家族的兴衰成败全系于自己的恩宠荣辱。来不及享受宫廷荣华富贵，反被无尽的外在的争宠和心里的算计耗掉大半心神，心神一散，气血先亏，气血不足，肝肺俱伤，身体自然弱下去。弱下去了也一样无法休息无法调养，别人还是会跟你找茬，皇上照样只看你服侍的好不好，不会问你心里想什么。这些道理虽然是在听老先生讲，我一细思仍旧背骨发凉，人的五脏六腑血脉器官哪里受得住这些折腾，真苦。还不如我们在鹤年堂踏踏实实爽爽落落做完一天事情，腰酸背痛，累归累，倒下就睡了，心安理得与人无争，一觉醒来又是满满元气和力气，饮食上也规律健康，休息日一帮师兄弟听戏爬山，真好。

"后来呢，刘太医找到解开这个死循环的办法没？"

我听着听着就进到故事里了，也为那个可怜的妃子担起心来。老先生笑着继续讲。

妃子吃了几服药，病当然是缓和了，以为接下去又要每天苦药汤喝着调养，吓得露出女孩子该有的样子来："我怕苦，你看有没有不苦的药汤给我调补？"

刘太医为解开那个死循环，苦心钻研了很久，翻医书、查医案，也是"医者仁心"，可怜这些宫中女子的不容易，费了一些功夫在这桩事情上。所幸天道酬勤，真的让他配制出了一种膏滋，符合医理药理，专门针对劳心伤神体虚的人，又没有什么不良反应，就想给这位妃子喝着试试。宫女把膏滋用热水化开，端去喂妃子，闻见虽然有些药味，但喝下去，妃子立刻笑了。

"不苦，甜的。"还推过去让宫女也尝，全然一副少女稚嫩天真的样子。尽管也许转身又该端出皇妃贵人的严厉面目，但这一刻人的天性解放，刘太医觉得他的努力值了。

"早晚两汤匙，坚持喝一段时间。"刘太医嘱咐过宫女太监，长吁一口气。院子里两棵苹果树，粉雕玉琢，白茫茫自在开，春日暖融如清酒，朱红墙垣，平时看着总压得慌，如今却明明丽丽映着斑驳花枝影。

时间一天天过去，静悄悄仿佛无事皇城里，继续着它的暗流涌动、繁华悲凉。晕倒的那位妃子听说进了位份，皇帝去她宫里的次数比以前多了。

太医院热闹起来，好多的宫女、太监找上刘太医，说他们主子也要新晋贵人喝的那种膏滋。刘太医不敢随便给，虽然是甜膏，而且基本没有不良反应，但总归是药，病症不符不能吃。可一问，十个有九个说的症状都差不多，动则气喘、四肢无力、手脚冰凉、畏寒怕冷，很多还是大病初愈要调养，诸如此类，很适合喝这个膏。看来宫里头健健康康、身体强壮的人真不多。

"大道至简"，凡事都该从底子上找根由，这些妃子们的病根就在气血上，因为思虑忧劳伤了气血，所以才虚弱。既然气血亏损，那就补气血。补气血最为人所知的，一是阿胶，因为它是动物的皮煎煮浓缩而成，被称作"血肉有情之品"，甘温质润，善治血虚导致的眩晕、无力等，并且养阴以滋肾水，阴液亏虚诸证皆可用。二是黄精，后边会细写。然后大枣，本来就是水果，形体消瘦、倦怠乏力的人应该多食，入药最适合妇人用。还有莲子是补脾益肾养心安神的。再加上温肺补肾的核桃仁和补益脾气的桂圆。这几种药食，配伍起来互相辅助，慢慢地就会把气血补回来，气血正了，百病不侵，人的体质逐渐变好。

这个膏，宫妃们吃了，最明显的，气色好了，面上红红润润有很自然的色泽，力气也生出来，不会再被一个蝴蝶就惊得昏倒地上。太医院多了一种膏滋，大伙儿让刘太医给起名字。

"这方子如今成了宫中的方子，天子家专用，乾为天，所以是'乾'，它又是大补元气的，就叫'乾元膏'吧。"

乾元膏的来历原来是这样，给宫里妃子们特别制作的。说来，我这外甥孙女儿也应该喝些，如果她的工作环境真像她说的如同后宫一样复杂、辛劳，乾元膏就刚好很适合她。那天晚辈们拜完年走，我给这外甥孙女备了罐之前别人送的乾元膏，说："姑娘，这叫乾元膏，嬛嬛们喝的，你早晚两勺，水冲开了喝，养颜美容的。"

姑娘好开心："谢谢舅爷爷。"

其实呢，养颜美容是其次，哄小姑娘坚持喝才说的，我就是希望这些子孙们都有好身体，健健康康过他们年轻人的日子。

"少看点电视剧，多看些历史书。"人老了，忍不住临走说教两句。

"嗯嗯。"姑娘草草应付，抱着乾元膏一溜烟儿跑下楼。

黄金比不上黄精

果子膏，因为它的君药为水果，用途较偏向于保健品。但乾元膏主要用中药，所以更偏于养生药的性质，制作的时候比例、火候，都会对药性有影响。所以，虽然方法和苹果膏、梨膏类似，有些细节还是要特别注意。

还是铜锅，核桃仁要挑饱满色正的，莲子去心儿，用大红枣，以及桂圆肉和黄精，等份的五味药一起搁锅里，水加到没过药料为止，大概是药的五倍量。先大火煮，后小火煮，取汁儿。也是煮三回，最后还要把药渣里的汁儿榨出来，都混一起，好多层纱布过滤，然后熬膏。

等到武火把水分除去三分之二的时候，阿胶要放碗里加水上锅蒸了，化开的阿胶连同蜂蜜、冰糖，和到快没水汽冒出的膏滋中，慢慢熬。越到最后越要小心，看到白烟儿基本没了，就用之前讲的滴餐巾纸上或者清水里的办法，检验熬好了没有。熬老了水化不开，没法服用；熬嫩了则有水分残存，放几天就发霉。所有的膏滋都要熬到最后"滴水成珠"不老不嫩才行。

乾元膏的配方里，枣、桂圆、莲子、核桃仁属于药食同源的药材，家中厨房应当都有。阿胶这些年声望很高，平常人大都知道它是补血的贵重物。唯独黄精，既不是食物，又不是特别昂贵，可能并非人人皆知，但它在中药里一直扮演着很重要的角色。过去，民间流传着很多关于它的故事。

"桃之夭夭，灼灼其华，之子于归，宜其室家。"桃花开了，满天满地大火燃着般的红颜色，姑娘也是红嫁衣，抬着轿子山路上颠簸，要去别人家做个好妻子呀。《诗经》里是这样讲，从古至今天下四方所有女孩子都有个这么美好的姻缘梦。可惜呢，过去说"媳妇熬成婆"，到如今，哪怕是没了那套森严的三从四德拘束，婆媳间仍然有不尽的问题，所幸，《孔雀东南飞》里边刘兰芝、焦仲卿那样的悲剧现在已经基本不见。可是，黄精的发现者，南北朝时期梁朝一个叫翠凤的妇人，没有生在当代，不幸又遇着个恶婆婆。

翠凤嫁到夫家，上天垂怜，新婚夜里见了丈夫，今夕何夕此良人，两个都瞬间确定对方正是可堪托付此一生的人，这种缘分，翠凤居然赶上，心里感激命运垂怜。所以，遇了坏婆婆和一堆心机重的狠妯娌，她都温和有礼地忍下来，不像在自己家做女孩儿时候任性。白璧微瑕，天大的好运气配这么点不好，没什么。只要每天见了丈夫，两个人彼此善待就好。

时日慢慢久远，夫妻情分更加深重，一见钟情又融入细密的日常相爱。但翠凤受婆婆的欺凌从一般指责，到不断的家务压迫，再到后来遭毒打。事情越演越烈，女人可以为爱人忍耐到这样的地步，居然从来不将这些事情说给丈夫听。自己单薄的身子哪里受得住，一日比一日虚弱，侍奉婆婆半点岔子不能出，迎合妯娌一句恶语不能有，费尽心力瞒着丈夫维持一家子和乐融融的大气象，精力耗损，时常生病。那天晚上给婆婆端洗脚水，刚把婆婆脚埋到水盆里，用尽力气也没忍住，微微咳了一声，睡眼昏昏的老妇竟然立刻清醒，踢翻一盆水。

"把脏东西全咳进水里，是想害我也得病？"又用脚踢翠凤，赤脚站起来想用手打，结果因地上有水而滑倒，头撞了椅子脚，顷刻哭天抢地惊动一府上下。翠凤去扶，老太太不依，喊着："毒妇啊，不能留了，不能留了，打死送回娘家，不能留了，不能留了，快，快来人把这要害我的毒妇打死……"

翠凤眼见着四面厢房灯火亮，人的慌乱脚步渐渐逼近，知道百口莫辩，本来也不是没主见的笨女人，全因丈夫才甘心在这里受凌辱，送性命不值，看婆婆还在闹，身上也没受什么大伤，起身向后门跑。最后，跑到悬崖边了。电视剧里这种桥段太多，大家常说怎么会这么巧，你想，古代啊，人还没这么多，路也没这么多，沿大路跑肯定是跑不过男家丁，只能找小路，但小路多半是人踩出来的，直到悬崖边自然断掉。到了悬崖边，追上来的家丁远远已经见火把。翠凤累了，筋疲力尽，眼一闭，死就死吧，跳下去了。

命大，醒来时只见天光泛黄，躺在一片特别丰茂的草丛中，嘈嘈杂杂几只猴子在身边跳窜。翠凤使力要站，发现脚踝磕了，身上痛，口干舌燥。愈挣扎愈耗力，心里突然有种偷得浮生半日闲的快乐，再没有婆婆、妯娌、家务，以及拼死爱着却无法给予自己最大保护的丈夫，都没有了。安静躺下，猴子们似乎在刨一种草，刨出根塞进嘴里边，蹦蹦跳跳好自由好开心，四周散了些这种东西，翠凤也捡着吃，甜的，很好吃，吃着吃着不觉得渴了。

第二天醒来，身上居然轻松好多，咳嗽也停了，只是胃里空。还有两只小猴子在刨草，仔细看那草，细细长长的藤条，叶子和柳叶儿很像，结着亮晶晶小绿果。她开始自己刨这草充饥，就这么过了两三天，脚伤已经不严重，可以起身走动。不仅没觉得饿和渴，反而好像恢复小姑娘时的神清气爽，身体前所未有的利落轻快，心里积攒的苦楚烟消云散，一股元气满满的灌藏在血脉中。

翠凤舍不得走，有两只猴子她给起了名字，天气晴朗，太阳暖暖洒在草叶上，她和猴子一起，刨了很多这种植物的根，兜绑在衣服里。该找回家的路了，悬崖不高，绕一圈沿山路就上去了。回到家，家丁跟跟跄跄跑进屋喊："少奶奶回来了，少奶奶回来了。"

翠凤做好理直气壮面对婆婆的准备，不再打算委曲求全。只见婆婆被一群媳妇、下人等搀着出来，满眼泪，握住翠凤："你可回来了，你活着，他才能活呀。"

翠凤知道丈夫出事了，赶到床前，夫妻两个哭成一团。原来丈夫以为她死在悬崖下，急火攻心，忧伤过度而不思饮食，四天了，粒米未进，滴水不沾。大夫见脉象越来越虚软，却只能干摇头，患者自己求死，谁也束手无策。翠凤看着丈夫，只有四天却似乎老去十岁的疲倦样子，心如刀割，想到救了自己性命的草根，剥了皮往丈夫嘴里喂，他却连牙咬的力气都没有。翠凤让下人立刻去把这草根蒸软捣成泥，一点一点让丈夫慢慢含咽下去。患者吃完睡着，翠凤看他脸上缓缓恢复血气，大夫号过脉，说："怪，你给他吃的什么，脉象比之前实很多了。"

丈夫吃了两天草根，加之饮食恢复正常，终于从生死线上回来。翠凤把和婆婆妯娌的多年纠葛讲给丈夫听，丈夫悔极了自己因公事繁忙没有早知道，带着翠凤找婆婆理论。此时的婆婆，唯感激翠凤救儿子一命，也知这女人不论自己喜欢不喜欢，打杀不得也赶走不得，不想再多为难她。从此恩怨自然继续，吵吵闹闹的家常日子，只是再没有大风波降临这一家。

消息不胫而走，神奇草根救了两人性命的事情渐渐成为街谈巷议。一天，一个眉目清朗仙风道骨的中年人来到翠凤家，翠凤带他去山上看那猴子吃的草。这中年人，是有"山中宰相"之誉的大人物——陶弘景，虽隐居山间修道炼丹，朝廷之中却常有皇上的手书前来向他求教，博古通今的高人，通医术。陶弘景经临床验证，收此草根入《名医别录》，并起名"黄精"，因它养阴补肾效果特别好，为地之精华，土地色黄，故名"黄精"。

《名医别录》记载，黄精"味甘，平，无毒。主补中益气，除风湿，安五脏。久服轻身、延年、不饥……生山谷，二月采根，阴干。"诸虚百损皆能治，即身体的内外器官虚弱或者损耗了都可以服用，所以翠凤和她丈夫饥饿疲弱之时吃它起死回生。但故事归故事，自己绝对不能没有限度地生食或者熟吃黄精，毕竟是药，人的体质各有不同，对它的接受力自然不同，一定得按大夫开的方子用。

黄精归脾、肺、肾经，药力可以被运输到五脏六腑，如果你平时吃饭不好脾胃虚，而且容易乏力体倦，或者常常干咳，感觉燥渴，并且最重要的，医生说你体质能够吃黄精。那么黄精粥是很好的一种药膳，把黄精切丁和粳米熬粥，特别容易，味道也与一般的粥差别不大，药味不重，隐隐会有甜香气儿。但比例一定要掌握好，60克的米，15克的黄精，4∶1的比例，可食用的量也要遵医嘱。

黄精，听起来像"黄金"，古人给事物命名，往往有很多很美好的相关性，也许就是觉得药材中黄精可比"黄金"，诸虚百损，服它都有补益。 黄精炮制向来有"九蒸九晒"的工序，鹤年堂用大铜罐子装黄精，加黄酒炖，蒸到糖心透为止，不惜成本。干燥切厚片，上药斗子入药，很漂亮。

老东家手里那壶茶

　　清朝亡了之后，药店才开始生产出售乾元膏，算是保住了一个好方子，造福了老百姓。但并不是所有秘方都能存留下来，有些药方因为是某个人自己创造自己使用，即使是好方子，当事人无心将之公之于众，也只能是方子随人而亡。历史上这种事情太多了，无数好的发明创造消失在时间之河，无法打捞重现。像我们老东家刘一峰家，两代宫中行医，而且整个家族好多人都在同仁堂、同济堂、鹤年堂等药铺或者中医行业里边工作，所以他们家族其实是有很多特别宝贵的医药经验，也有他们自己一套养生办法，可惜，其中大部分，身处其外的咱们并不能知道。不过，因为我在鹤年堂几十年，多多少少和刘家人熟了，自己留心观察，有幸存下几个好方子，也总结出了些养生法子。

要说东家刘一峰，我总先想到每年的除夕，大年三十儿那一天。刘老先生虽是鹤年堂企业法人，可他身上事情太多，鹤年堂一年四季都是刘家外甥卢席卿经理和三个掌柜管理着。平常刘一峰有事儿会到店里来，但是时间不定，未必谁都能看见，一年唯独年三十，所有人才有机会全见到这个鹤年堂背后真正的掌控人。

现在过年没年味儿，我年轻时候所见那个老北平，仿佛被封存在了没有边际的钢筋水泥里。如今的北京灰扑扑，只剩高楼和车流，三十儿晚上稀稀落落几阵烟花响，春节差不多就落幕。以前鹤年堂的年，从腊月二十三一直过到正月十五元宵节。

满屋满廊挂满大小宫灯，木制六棱形状、绘着缤纷花鸟；崭新的窗纱门帘，细细软软绸缎子，绣有很漂亮的水彩画；柜房大条案，设香案神像，长髯药王爷，黄铜大香炉，碟碟碗碗垒好高的荔枝、桂圆、红枣、柿子、香蕉、苹果，以及各种糕点和蜜贡，花花绿绿，香气扑鼻。

春联儿中午就贴好，红底儿烫金字，杏林春暖灵丹妙药等药行常用语，或者金银满堂财源广进等商业吉利话，都是我们自己师爷写的；中午饭更是丰盛得不得了，四个压桌菜、四个冷荤、四个炒菜、四个饭菜，蔬菜绿茵茵，肉片儿红扑扑，肘子油涔涔，栗子鸡金灿灿，高汤清亮，米面晶莹……万事俱备，只等除夕东家刘一峰那边电话来了，说人已经出发。

依次三道门，六位小徒弟，一人拉一扇，我刚到鹤年堂有一年做过这个事儿。当时还没见过刘东家，觉得是迎接大人物，心里郑重万分。

远远车来，到大门前，车门打开，出来的人看起来四五十岁，好精神。夹道员工毕恭毕敬站着，柜房前师兄翟鹿广和蔡东勇，接过大衣，端上茶水。所有人大气都不敢出，等落地钟敲响十二下，院子里鞭炮也跟着响开。刘一峰和卢席卿焚香烧纸，祭神完毕后，全店职工聚集围成大圆圈，他们俩站中央，说："大家新年好！"我们一起拱手，回说："新年好！"两人向全体员工作罗圈揖。如此，旧年过去，新年来到，辞旧迎新。礼毕，刘一峰回柜房穿了大衣即回家去。空气中的庄重和严肃氛围缓缓打破，徒弟们依辈分给卢席卿经理磕头拜年领红包。最后，欢声笑语，开吃。暖融融新年夜。

第一次这种场合见刘一峰，那种作为人的威严、认真，给了我很大震动。后来知道老先生其实性格平易亲和，但面对大事情、大礼数，那样的尊贵郑重太重要了，是凝聚人心的关键所在。现在人不这样，现在的药店也不这样了。祭神的仪式也许还在，但那样的庄重却少见了。当经理们给我们这些徒弟作揖的时候，一整年的劳苦疲惫全部化散干净，一心一意想着来年要更努力。从那之后，对刘一峰老先生多了一份敬重，也就多了一份关注。

我还是丸药头的时候，接到一个药茶方子，自己做出来先泡了杯水喝，好香啊。就把方子记下来，然后一一去细查其中各种药材的功用，发现果然是好方子，专门养肝护肝的。心里好奇，是哪个大夫开的方子？

有一年二三月间，那天天气好，吃过午饭，我带个师弟在院子挑选茵陈，刘一峰东家难得有事情到店来，路过看见我们，随口问了句："你们在做什么？"第一次见以为刘掌柜四五十岁，其实是六十岁上下的人了，只是不显老罢了。

"昨天刚送来的茵陈，去泡酒。"我很高兴也很紧张地回答。

"今年的茵陈好吧？"他居然停下来要多说几句话，平常根本是个大忙人，很少和我们聊。

"嗯，今年送的茵陈比往年都好。"

"赶巧，我写个方子给你，你给我做点药茶。"我真好奇，刘掌柜要什么样的茶。他说完话就去经理室跟卢席卿商量事情了。过会儿，一个小徒弟拿来一张方子给我，"雷师兄，东家叫我把这个给你。"

我接过纸张一看，原来就是我之前记下的那个药茶方子，要用到茵陈，也是，刘掌柜会有这么好的方子不奇怪。后来我也知道了，这药茶叫"沐春茶"，是刘掌柜他们家的秘方，鹤年堂已经做了好多年，不能外传。方子上一共7味药，茵陈、金银花、代代花、莱菔子、淡竹叶、甘草、炒山楂，都是药性很平稳的一些药，药性散进清茶里很容易被人体所吸收。

刘一峰老先生，因为职务多、事情多，所以应酬也很多，他们家就是个大会客厅，我去过，一天到晚客人不断、酒席不断。应酬一多，烟酒自然多，第一就是伤肝，而茵陈，之前说过，它是清热利湿养肝护肝的，甘草和诸药而解百毒，烟草里边的毒气它可以帮助消除一部分。酒席不断，饮食自然不可控，莱菔子其实是萝卜籽儿，下气消食的，代代花疏气宽胸，山楂助消化，避免积滞和肠胃出问题。再有淡竹叶和金银花，都可以泡水喝，清热解毒，有百利而无一害。所以刘一峰常年喝，家里没了，打电话给店里，我们给做。7味药熬汁，熬3遍，过滤之后煎煮浓缩。得到的药汁装喷壶里，均匀地喷在绿茶上，隔一段时间喷一次，喷够7遍，保证药液渗透到茶叶里边去。潮湿的药茶小火炒，炒熟，但不要炒糊了。做好了给他送家里。

因为知道这茶好，我自己也喝。刘老先生长寿，活得那么劳累，到九十多岁才过世，和他平日生活饮食的这些小习惯不无关系。他儿子刘侣笙，鹤年堂第十七代传人，比我大十多岁，我们两个老头子开会、做节目常常碰到。人老了，越早先事记得越清楚，有时候发现自己变啰嗦，一些过去的故事反复讲，子孙们听多了自然会厌，可我们两个鹤年堂过来的老头子坐一块儿，有无数的人无数的记忆细细说，看见对方，就仿佛看到了那些年轻的日子。刘侣笙前几年去世，活到97，也算够本了，我心里虽然难过，但深知命不由人。老朋友走了，一个一个都走了，我开始用笔记下鹤年堂往事，也是不要自己脑子衰退，也是想延续他们在世上的念想。

东家喝沐春茶，少东家刘侣笙我记得最清楚，他有喝枸杞子酒的习惯。现在枸杞子太常见了，家家厨房都有。那时候不是，那时候枸杞子还是贵重药材，礼品盒好好包着当礼品卖。好枸杞子，肉很厚，嚼着是甜的，油性大，饱满有弹性，那种皮儿薄籽儿多的算次品。枸杞子用一般药酒的泡法，泡出母子，1∶2兑白酒喝，很方便。功能呢，很全，可以滋补肝肾、清肝明目，身体虚弱，时常腰膝酸痛、眩晕耳鸣的人，喝了会很管用。刘侣笙说他是跟爷爷刘辅庭那儿学的习惯，一天一两盅，每天喝着，他们爷孙两个都长寿，老了没受什么病苦折磨。

关于刘家人的养生，我能知道的也仅仅是这些，我们这些医药行业的人，家家都有自己的养生法，原就只为自个儿和家人有个好身体，没想过大张旗鼓全天下宣扬。主要还是习惯的养成，很多好东西，要坚持用，茶也好，酒也好，枣也好，膏也好，根据自己的身体状况，适量地坚持去吃去喝，等到病重了才想起来要服用它们，大概是不抵什么事的。养生是慢活儿，顺着自然规律，不能急于求成，只能是日复一日改变自己的生活习性。

想了很久，我写这书，一是为跟大家讲些医药常识，二呢自然是把我知道的养生方法尽可能告诉大家。但关于鹤年堂也好，关于我自己的人生也好，有一些似乎已经被时代所淘汰的东西。除我之外，这世上恐怕再没人知道，比如鹤年堂的某些历史，比如某些药材的炮制，比如某些特别有意思的人，比如我们师兄弟的排字儿，这些东西，似乎只是我个人的记忆，最多是鹤年堂这一帮人的记忆，写进书里行吗？对读者有用吗？想了很久，也问了一些晚辈和熟人的意见，他们都很好心地说："您写吧，我们都想知道。"我明白，他们是不想坏我的兴致，可是，那些让我一个90岁老人记忆犹新的东西和事情，真的一点用也没有了吗？

鹤年堂的历史，哪里光是鹤年堂的历史，也是大时代的历史啊，我们这帮人之所以长寿健康，跟鹤年堂600多年的医药经验密不可分。如今多是电气化，不仅电气化，为着求快求多，大家再不像以前那样做药。可是中药这种传承了两三千年的文化，许多种植采摘炮制讲究，老祖宗们一代一代人不断总结出来的，并非现代技术可以全数替代吧。至于那些音容笑貌犹存的人，他们的医德品格，更是塑造了我的人生信念，才使我有如今的好心态。所有这些，我相信，对我有意义的，对一个 90 岁，人生已经足够漫长，大浪淘沙之后的人仍然有意义的东西，说出来，写出来，从这些技术这些经历中，或者有人可以吸收一点对自己人生有价值的东西。所以我决定写，为那些中药的制法，为那些远去的人。

第五章

好药才能治好病

中药怎么什么都治

我这么多年，自入药行起，尤其是后来西医几乎全面渗透进整个医药界，这样的质疑听得太多太多。有些年轻孩子，一路学校教育过来，接触到中医中药的时候问我这些，我往往还真的不知道怎么去答。

一则，我是做药的，医理并没有深入研究过，科学更是不懂，所以没办法去说中医科不科学，但就我知道的而言，中国文化普遍的是个"取类比象"的道理，有自己一套哲学体系，也许并不能纳入科学范畴也说不定。科学这个词才出现多少年，而中医这门行当又已经传承了多少个时代呢？二来，中药从来都不是什么都治，也不是早年间天桥上卖大力丸之类三教九流喊说的那样，包治百病。一种药材原料，大到它的产地、生长季节，小到它取用部位的不同、炮制方法的变化，都会影响到它的药性，可以治什么病，需要与哪些药君臣佐使进行配伍，方方面面细枝末节都有很严格的规矩。

可是这么多质疑声音哪里来的呢？并不怪老百姓会有困惑，很大一部分还是医药行业自己内部的问题。俗话说："西医治标，中医治本。"这话未必对，但也不是全无道理，表面的病症，比如咳嗽、发烧，哪里痛了，买点胶囊药片吃下很快见效，可是引起咳嗽、发烧、疼痛的根子真的治好了吗。很多中药疗效相对慢，因为它是要从根子上来一步一步把病往外拱，从里到外把病消灭干净，像大扫除，角角落落全扫利落了，而不是只把人眼前见的那点大垃圾清除就行。中药不仅疗效相对看上去慢，它的生产制作本来也应该是很精细甚至缓慢的，不能马虎，但现在你去看各个中药厂和中药店，制药都讲究要快，很多细节已经不再注意。久而久之，质疑之声渐渐就起来了。当年鹤年堂炮制药材原料、制作丸散膏丹，那样的细到极致，真的很叫人怀念。

而且像现在，咱们讲养生，不治已病治未病，之所以说养生，因为它往往并不是去治可见的病痛。养生就是要去消解人体内可能出现的问题,尽量延缓机体的老化退化,维持健康的质量和时效,这个过程更是要慢要稳要扎实,并非三天打鱼两天晒网就能见成效的。时代快了,人心乱了,所以有必要带大家去看看我们那时候是怎么做药、配药、抓药的。

好药出自好手艺

前店后厂，不仅是鹤年堂，也不只药铺，以前手工制作的时代，各个行当差不多都这样，前边门店卖货，后边工人生产。商业上要盈利，就得靠后边自个儿产出的东西品质有保证。

记得我刚到鹤年堂才把店里一些师兄和管事儿的名字记住，大致知道6个四合院每房每间做什么之后。终于，被安排可以干活了，由斗房郭东亮师兄带着，说是去剁伏龙肝。"伏龙肝"？听名字像某种动物，很奇怪，应该是比较稀有的药物。

跟郭师兄到第2个四合院的大主屋"丸散饮片制药所"，西边属斗房，地上席篓子上放一堆土坷垃，中间一个木头墩搁着把大菜刀。

"药呢？伏龙肝在哪儿？"我心里犯嘀咕。

见郭师兄已经拿了刀在切那些土块儿，并且喊我："雨霖，你注意看，刀要这么拿，力得朝这里使，剁成这么大个儿。"他一边剁一边讲一边比画。我全是迷糊的，插嘴问道："你剁土块儿做什么？"

师兄一时没反应过来："对，因为是土块，所以硬，不好使力，你剁的时候要小心，很容易切着手。"他还继续跟我讲。

"不说剁伏龙肝的吗？你剁土做什么？伏龙肝在哪里？"

他这才脑袋一拍笑起来："哦，哦，这就是伏龙肝，这些土块就是伏龙肝，嗨，忘跟你说了，哈哈。"

"嗯？土块儿？土块是药？"我还是迷糊。

"这伏龙肝呀，又叫灶心土，灶上的土块，敲下来就是入药的。"终于算是解释清了。原来这伏龙肝，就是农村烧柴垒的大灶，拆下来的时候，削掉外边焦黑部分，里面红黄色的就是了。伏龙肝归脾胃二经，温中燥湿，利水，可以治疗反胃吐血等，很常见的一味药。突然想起，小时候我流鼻血，母亲把锅沿的煤灰刮下来往我鼻子里吹，血很快会止，一直以为是民间上不得台面的偏方子，或者我们那儿特有习俗而已，无论如何也不会将它和出售的药材联系到一起。

"那锅沿的煤灰也是一味药吗？"

"对啊，那是另一种药，叫百草霜，止血的，一般黑色的炭药都止血。"

谁想到呢，第一次药店干活，居然是剁土坷垃，也算给我上了一课，以后还见到更多不可思议的稀奇古怪的药材。就说伏龙肝和百草霜，它们都是草木燃烧经年累月聚集起来的，可却完全是两味功效不同的药，两者的组成成分和药性各有侧重，纵然是一口锅上的土，也是失之毫厘差之千里。自古好的东西多从民间来，在药行业待得越久越觉得民间智慧可贵，很多老百姓可能并不知道原理，但他们仅凭经验，一旦身体出现病症立刻有应对方法。当然，其中不乏迷信和徒劳，但其提供给中医药业的指导和启示还是相当重要的。剁伏龙肝属于脏累活，技术性不强，很耗力气，伏龙肝剁成比较均匀的骰子块儿大小就成，类似的还有砸石膏、剁藕节、刷枇杷叶等，都是体力活。说起枇杷叶，家里人咳嗽感冒，父亲是给熬枇杷花吃的，原来枇杷不仅花可以治咳嗽，它的叶子也是一种药。枇杷叶上那层绒毛，刷的时候得戴上口罩和帽子，满屋子飞絮，粘身上又躁又痒。

后厂总共三部分，斗房、丸药房和刀房，各设主管一位，比如郭东亮师兄就是斗房的负责人，即"斗头"，我开始进后厂工作是从斗房开始的。斗房主要负责前面斗子里饮片用药的供应、加工、挑拣、炒制原材料，最关键的技术分筛、簸、扬、拿、蒸、炒、炙、煅八类。

筛、簸、扬、拿是基础，剔除原料中的杂质和不合格部分，以纯净药材。首先要学筛子功，筛子里放一只鞋底儿或小簸箩练手，两手掂着边沿转进行"转圆"等动作。筛子眼分大眼、小眼，还有筛金银花的分大金眼、小金眼，没眼的就是匾。筛药的时候，药是铺开来的，不能老在中间转，这样才能筛匀乎，筛出来的药料匀匀整整才好看。簸呢，用来除叶子或者皮壳儿的，用簸箕簸，重量轻的杂质簸出去，留用部分还在簸子里。扬，有农村生活经验的人知道，晒麦子、玉米、高粱时，大铲子把粮食扬起来，叶和梗等杂质就飞开了，这个需要大场地，还得借助风力，药店用得不多。拿相对要难些，还用筛子，比如吴茱萸，把筛子抖起来，要快，梗就慢慢聚到中间，不断用手捏出去，剩下黑色小颗粒为药用成分。

筛、簸、扬、拿讲究"稳、准、快",稳,心里不紧张;准,看准杂物去掉;快,下手要快。慢慢地都要练利落了为止,效率要达到师兄们的水平。

蒸、炒、炙、煅,是通过不同的加热手段,改变和催发原料的药性。我打小爱笑,脾气好,小小个子,师兄们都喜欢我,干活爱叫我。技术性较低的脏累活做了一两个月,跟大家又熟了一层,开始学习蒸、炒、炙、煅。

蒸呢,之前提过蒸黄精,黄精洗干净,搁进大铜罐子,咕嘟咕嘟满罐黄酒泡,入水锅,蒸到糖心儿透。生地、首乌也这样,黄酒泡,上锅蒸,糖心透,盈盈满满整个鹤年堂醇酒香。酒是百药之长,遵古炮制的话,很多药都要用黄酒,所以每次进货,黄酒一到就是一大马车,院子廊子下都是黄酒坛,不惜成本。蒸容易,掌握火候。

炒药像做菜,炉、锅、铲、勺,药房瞬间变厨房,这个要技术。炒得好,就是大厨,颠锅、翻药、下料,顺顺当当一整套,炒出来的药材颜色纯正、样貌整齐。炒得不好,生的生煳的煳,看着就不对。开始我先给打下手,炒前烧火,酒炒的给洒酒,醋炒的给洒醋。后来才拿大铲子学着炒,三翻一反,保证受热面均匀。炒小锅药难度比较大,师兄们叫我先注意看,告诉我要领。比如炒枳壳,是麸炒,铁锅斜放在大炉灶炉口，怕火太冲，要垫铁片，麸子入锅撒匀，哗哗冒白烟，立刻倒枳壳，欻欻欻地快翻快炒，麸子会把枳壳熏黄，颜色均匀算合格，趁热扫出来过铁丝筛，筛掉麸子就可以了。看熟了自己拿小笤帚练。

炙就更难了，先是把蜂蜜用水和好，药上锅炒，蜜水倒进去。整个过程都是个度的问题，蜜不能和稠也不能太稀，上锅炒要注意时间，炒出来的药，出锅放凉，用手攥着成团儿松手又散开，还不粘手。刷完的枇杷叶是要蜜炙的，可增强它润肺止咳的作用。

坚硬的矿物药或贝壳类药多要"煅"，比如磁石、赭石、龙骨。药料砸碎，放大炉膛里头烧，烧成红色，烧透烧烱，铁钩子勾出来，倒进醋里，热气滋溜溜往外蹿腾，凉后取出，晒干。通过煅烧，减退药物毒性，也让药的质地变松散，易粉碎，煎的时候有效成分才可以挥发出来。

除了筛、簸、扬、拿、蒸、炒、炙、煅，斗房还有一些其他杂活。其中有件事儿，那时候真是人人都怕参与，现在想起来，仿佛还有呼呼的腐臭味儿在鼻子里窜。柜房出去第 3 个四合院，很多大活儿都在这儿，熬梨膏在这儿，煮茵陈酒在这儿，炒大锅药在这儿，洗鳖甲的工作也在这儿进行。夏天，餐馆里收回来的鳖甲，连肉带骨，而且要用米汤或者面汤浸泡，要沤很久，直到皮肉都腐烂，接着就是等。等到某一天，远远闷雷响，看着看着乌云聚起来，眼看就要有倾盆大雨，赶紧把大缸推倒，鳖甲、腐肉、臭水，满院子四处流，这时候雨浇下来，哗啦啦地面变水池。雨停了，蓝天出来了，隐隐屋角彩虹现，这时候再看，地上剩下一堆亮晶晶的硬鳖甲，脏东西全被冲进水道、渗沟里流走了。浓烈腐臭味缓缓消散，但要好几天才会彻底闻不见。洗干净的鳖甲晒干，这是生鳖甲，白的，很硬，一般很少用。要经过沙土烫，像炒花生一样，烫酥了变成黄色的，才能上斗子入药。

因为这个院子有渗沟，所以一些需要用大量水清洗和沤泡的活都可以在这里进行，比如"飞朱砂"，"飞"是个行业术语。买来的大包朱砂面，很沉，里边的面儿粗，不能直接用，需要研磨成细面。怎么研呢，朱砂面搁磨盘里，加水，一点点磨，流出来的水，一搅和，细的朱砂面漂上来，滗出之后再沉淀，晒干就是细面儿。粗的沉下去，取出来继续磨。慢工出细活，这样得到的朱砂细面才能药用。

我在斗房两年，每一项技术都有师兄带着学，加上自己勤快爱问，渐渐地都学会了。哪怕是这样，毕竟花的时间还不够，所以终了都不算熟练工。真正熟练的徒弟，每种事情都是做熟透了的，炮制出的东西，一定是既合用无错，又精美细致。可惜，时间不等人，要学的太多了，我志不在此，或者说志不仅此，而且那时候年轻，哪里沉得下心把所有事情练熟做透呢。2年之后调到丸药房，也是从什么都不会的学徒起，慢慢因为待的时间久，后来做到丸药头儿，某些工种上终于成了熟练工，比如做药酒，还学会了之前讲的四宝酒。

丸散膏丹制作技艺

各类丸散膏丹，以及露水、药酒，都由丸药房负责。从药材炮制上来说，有两样东西最重要，一是酒，酒为百药长，很多药材都需要酒来拔药力；二是蜜，和丸药、熬膏滋等离不开蜜。

到了丸药房，和在斗房一样，从重活累活干起，跟着师兄们去炼蜜，先帮忙把五六十斤装了蜜的大锅端到炉眼上头搁着，蜜会慢慢化开。之所以叫"炼"蜜，不是说蜜化开就可以了，必须把里面的水分都炼掉，所以眼睛要放亮。开锅之后，用铜勺将蜜撩起来看，有白烟说明水汽未尽，勤撩勤看，一定要白烟很少了才是没水分了。没有仪表测量，全凭眼看。如果水分没炼干净，做出来的丸药会很容易发霉，如果火候过了炼老了，做出来的丸药发干发硬。只有炼到老嫩合适，才能和出滋润绵软的蜜丸。既是体力活，也很考验技术，要学很久。

蜜炼成了端下来备用，开始和丸药。有一个三角架子，后面那根儿架子比前面两根儿高，大锅就这么斜放在架子上，搁进药面，然后加蜜，两个人，一人倒蜜，一人用漏勺接，怕有蜜蜂掉里边。蜜搁多少是技术，一般是药面和蜜 1：1 的比例，和出丸药来不能稀了也不能太稠。有一次我把丸药和成了稀粥，以为自己做错事儿，跟带我的师兄认错说："师兄，我和稀啦。"

师兄过来一看，问："你这和的什么？"

"麻仁儿滋脾丸。"我回答。

他拿铲子撩了撩，点点头说："不稀，你等凉了再看。"

后来晾凉了，果然不稀，浓稠刚刚好。我好高兴，跑去跟师兄说："没有稀，它自己凝固变稠了，为什么呀？"

师兄解释："因为那里面有火麻仁和郁李仁啊，这两种东西是油性的，热蜜里头都烫软了，看起来就稀，凉后一凝固自然变稠。"我这才放下悬着的心，还以为一锅药差点被我糟蹋了。不过，这是运气好，真正的错也出过不少。错不可怕，改过来就是经验。下手干活不要怕错，手底下小心着，多问师兄，时间久了，才能保证不犯错。

"丸散饮片制药所"里有两大条案，一个大理石的，摊膏药、装药面儿用；一个木头的，抹上丸药油，和成坨的丸药放上面，揉搓成条。

蜜丸分大蜜丸小蜜丸。大蜜丸就是丸药球，相对简单，一部分人刻模子，下边有把儿的小碗儿，揪下适量条子按进碗儿里，底下把儿往上一顶就刻出来了。刻出来的不圆，另一些人揉，手心擦上丸药油，放三颗，揉圆，不能粘一起。小蜜丸儿，打出细条子，掐一个碾一个，流星赶月两粒儿两粒儿接连不断，顺着序往下走，颗粒大小得匀，不能爷孙儿三辈儿有的大有的小，熟了不用眼全凭感觉，揉出来还特圆。

丸药种类很多，除了蜜丸是用蜜和，还有糊丸，是用白面打糊做成的；还有水丸，不过这个归刀房负责，像滚元宵那样，簸箩里边放药面，一点点洒水不断抖，药粉渐渐裹成丸儿。做出来的丸药有的要装蜡皮里，有的要上朱衣上金衣。

需要装蜡皮儿的，得先掉蜡皮。蜡化开后放在热水上面保温，以免凉了凝固。 旁边木头球搁水里泡着，捞出放湿毡布上揉干不带水珠，插签子上，然后放进化开的蜡里边，沾上蜡再捞起来沾水降温。拔下球以后用小刀拉，拉的口要错开一点，掰开后皮儿还连着，球拿出来了然后把口再对上成圆。一盘子一盘子皮儿先准备着，到一定数量装药，旋开皮儿把丸药装里面，对上口放一边就行了。掉蜡皮属于重要工种，由李鹿文师兄负责。

上金衣，就是在大蜜丸外面包一层金箔，金箔有镇心、安神、解毒等作用，包了金衣可以加强药物镇静安神的功效，而且可以遮挡一部分药味，还有是好看，它的技术性很高。小蜜丸的话，放到挂釉盆儿里，加进适量桃胶或冰糖水，人坐在长板凳上来回拉这个盆，看着差不多了，攥在手里试试，会有点黏但很松散，最后放入一定比例的金箔，来回浇，药粘满金箔后，黄亮亮很漂亮。如果发黑，那就是桃胶或者糖水放多了。蜜大丸根据大小，直接把金箔剪成小块，用小烙条儿把封口烙严实就成。上朱衣用朱砂。

装蜡皮儿也好，上金衣也好，既是为提高药效，也是要延长药品保质期。蜡皮和金箔使药物不直接与空气接触，封严实了一般都可以保存十多年。"丸药房"取名丸药，可见丸药在药铺里的地位。丸药种类太多，制作工序太复杂，从原料到成品，不同丸药有不同加工方法。这里没办法一一讲清楚。

我儿子也在药材行业上班，前两天他读了我写的这些，居然拿笔在做笔记。我说："你都药店上班几十年了，记这些做什么？"儿子看起来有点悲凉："对啊，几十年了，这些做药的法子居然有很多我从没听过。"

　　"时代不同了嘛，你们现在机器生产，多快呀。"我不是不开化的迂老头，万事都还算看得开。

　　他苦笑："也许吧，总觉得吃进嘴里或者抹在人皮肤上的东西，没经过人手工制作，心里不踏实。何况还是治病救命的药啊，机器哪有什么医者仁心的情义。"儿子性格一向爽利，第一次听他说这么感伤的话。时代不同了，这些炮制技术对你还有用吗？

　　丸药幸好现在存留下来不少，和西药一样，盒子瓶子里一丸儿一丸儿一粒一粒装着，配上说明书，西医中医都开这些药。但膏药是真没落了，年轻人看电视里，古代街头喊叫的有卖，具体是什么很多人已经没用过了。

　　我记得最清楚，以前小时候，喜欢在外公外婆屋里玩，他们床上成年放一块大石头，凉凉的，夏天抱着很舒服。墙边长长的粮食柜子，里面埋有好多好吃的，外婆用油纸层层叠叠包着，每天拆一点分给我们吃。那间屋子盛满我一整个童年的温暖，而那股永远断断续续、弥漫在枕头、杯子、空气、粮柜儿、食物、衣服，等等，所有物品所有空间里的膏药味儿，几乎也就在那些年里渗进了我的骨血，随着我长大，成为身体的一部分。以前的老人们，差不多习惯性会在背上、膝盖上、肩上，常年贴着膏药，他们身上总是有药味儿的。到现在我也认为膏药是一种很好的药，确实有疗效，特别是在骨科，它能把人骨头里的寒气给拔出来。

之前说过陶然亭鹿圈，熬膏药就在鹿圈。夏初，天气刚刚冒热，人稍微走动身上会起汗，可熬膏药就这个时间点，一年一次，虎骨膏、金不换膏、甲鱼二龙膏、毓麟固本膏、万应膏、阳和膏、拔毒膏、暖脐膏、涌泉膏等十几种药膏都要熬出来。选块大空地，砖头黄泥垒的炉灶，备好虎骨、甲鱼、香油、章丹、各种工具，等等，安排人员分工，计算出药料和香油的比例。

一口大锅里倒油，下虎骨，炸成酥黄酥黄的捞出，然后把其他30多种药料放进去，药的颜色变黑，端下锅，去药渣。炸出来的油倒入另一口锅，长把漏勺不停撩。没有温度表，全凭眼力看时间，撩到冒出烟儿颜色变白好像快要着了，大喊一声："杆"，旁边有人专门拿根杆一直搁水里，听喊，立刻抽杆入油锅，随即撤漏勺，迅速把锅抬下来。别以为这杆儿没用，不把它插进去，油锅温度极高，很容易着火，即使做了这样的防范，还必须准备大锅盖、湿麻袋，一旦起火不至成灾。

接着下章丹，一种矿物粉末，慢慢搅动，油膏变稠颜色变黑。旁边有个水池子，一格儿一格儿，熬好的膏倒其中一格儿，一种膏搁一格儿。凝成坨的膏要在这水里泡三五天，拔掉火力，否则留有毒性，到时候贴身上皮肤起疙瘩。末后取出来，软塌塌黏坨，沾上滑石粉，放砂礶子里，牌儿上标好名字，就可以运回店了。

运回来这些都是半成品，摊膏药之前还需在火上炼，和炼蜜一样，炼成滴水成珠才行。炼老了，到时粘不上，炼散了，粘身上它会移动挪位，一定要恰到好处。

"丸散饮片制造所"，大理石条案，师兄带着，摊膏药。学徒先拿稠芝麻酱练，一打油纸拧成花，单张取了搁面前。糖葫芦棍儿似的小竹签，挑出芝麻酱，摊方块儿于纸中央，要圆，纸的两犄角一对折成月牙形。薄厚也要适度，摊够十张上戥子称，范围内允许误差，太薄太厚不成。因为小膏药是透明的，摊不圆的话，合上会出飞边，不好看。大膏药，外皮儿布里头纸，竹签后边翘起一点，摊出来沿上稍薄，中间厚些，不用很圆，纸合着有点飞边外面看不见。

好药才能治好病

第五章

　　炸药料、下章丹、摊膏药，一整个流程说起来顺顺当当并没有特别难掌握的，但要做好了做熟练了其实真不容易，师兄们一步一步认真教，自个儿一环一环扎实练。现在我回过头来想，那时候真是幸福。人呐，一定要有一技之长，手上利利落落做事情的时候，体力精力缓缓耗损，像山间河流，汩汩潺潺可以听见时间的声音，外部世界变成浩荡的树木星河，绿莽莽，青苍苍，心里是安稳的，知道世事无论怎样变迁动乱，自己都有安身立命的能力。现在很多人啊，混迹在这世上，靠运气，靠投机取巧，靠大时代的风云际会，靠这些永远变动着的眼花缭乱的万事万物生活，并没有真正属于自己的本领，所以会有压力、会恐惧、会不知所措、会急躁、会大喜大悲。我这辈子，幸得到了鹤年堂，有苦有乐学了许多药行业工种，以之为生，尽力求索，所以现在，90 多岁了，总觉得天给的年限，很知足。

"颜值"越高，药效越好

说起虎骨膏，以前是用虎骨熬，整架的虎骨买回来，牵出后院黄狗，扔块骨头给它。要是真虎骨，那狗闻闻就走了，狗天性畏虎，不敢动。近几年国家明令禁止珍稀野生动物入药，所以不许用虎骨了。法令出来的时候很让中药行业受困了一段日子，但经过不断研究逐渐找到了替代药物，而且最重要的，就算没找到更好的替代品，这个法令仍然是利远大于弊。

地球上生活着的从来就不只人类，动物、植物、人，自然界的万事万物共一片干干净净的天和地，冲突并不激烈。而现在呢，新闻上天天讲，冰川融化了、环境污染了、化工药品四处荼毒，老百姓也都切切实实看到、感受到，雾霾、气温升高、水变脏，很多很多。如此下去，不仅是老虎、犀牛等野生动物无法生存，一些最平常的中药材也都可能失去生长的土壤，导致更多疾病无法获得治疗。而且人命真的就是最重要的吗？老虎的命何尝不是命。你可以像武松打虎，甚至像以前一样狩猎和捕杀，前提是不能让这些物种最终彻底消失掉啊。如今走到了物种面临灭绝的岌岌可危的地步，罪在人，我们得赎罪。

前边讲了那么多专业性做药制药的技术，现在又说这些大道理，人老了，总觉得有些事儿不写以后也没机会好好写了。说起老虎，顺道给大家讲个药行业的故事吧。阴历四月二十八，春天尾巴夏天头，这一天是药王爷孙思邈的生日，鹤年堂大减价3天。孙思邈为什么在药行业受尊重，一是他流传下来好些药书，二是他身上好多医药故事。

以前农村也好城市也好，叮叮当当，常有卖货郎摇着铃铛过，除了卖货郎的铃铛，江湖郎中手上也有个类似的东西，胳膊一转它就很清脆地响起来。这会响的环儿名字叫"虎撑子"，过去人一听虎撑子响，都知道是卖药先生或者江湖郎中到门前了，家里有患者的就出来瞧一瞧，有些常用药不想上药店就当下买了。还有是药铺，或者前厅或者廊院，一般都会专门有一块牌匾，刻着"杏林春暖"四个字儿，鹤年堂的是在店堂后门外房檐下，看着仿佛跟卖药无关。其实，郎中手里的"虎撑子"也好，药店里"杏林春暖"的匾额也好，都是从孙思邈和一只虎的传说来的。

孙思邈虽然被称作"药王爷"，但根据他留下来的书就知道，他不仅懂药，还时不时翻山越岭自己去采，而且他很会治病，所以也是个"医圣"，经常要到人家府邸或者乡野山村去出诊。有一天午后回家，路当中竟趴着一只老虎，孙思邈站着一看，感觉这老虎没有什么恶意，走到前面问它："你找我看病吗？"老虎张开嘴点点头。孙思邈说："你跟我走。"这只老虎就跟他一路越村过巷到了家。

到家自个儿趴院子里，孙思邈问它："你有什么病呀？"它又张开大嘴，这回没点头，孙医生一看，原来是嗓子眼儿卡了块儿骨头。孙医生一想，怎样取出来呀？回头看见大门上的门环，灵机一动，取下撑抵住老虎上下颚，手探进虎喉咙，掏出了骨头。

他们都很高兴，孙医生用手势让它走，老虎摇摇头不走。孙医生想，不能让它在院子里趴着，一只大老虎谁敢进门？就跟老虎说："我后院儿有一片杏林，你去给我看杏林吧。"它点点头跟他走去看杏林。

孙思邈的这片杏林是怎样来的呢？因为穷人找他看病不收钱，看好了病，在他后院给栽一棵杏树算酬谢，日子久了，长成了一片林子。孙思邈最讲医德，有钱没钱都给看病，以救死扶伤为己任。

撑虎口那门环儿，就成了后来郎中们走村串巷手中摇动的"虎撑子"，"杏林春暖"的典故也是由孙思邈屋后那片杏林来的。

传说虽然是传说，自然不能全当真，但我后来读到《老子》里一段关于养生的话："盖闻善摄生者，陆行不遇兕虎，入军不被甲兵。兕无所投其角，虎无所用其爪，兵无所容其刃。夫何故？以其无死地。"

意思是说，善于养生的人，走在路上不会被犀牛、老虎等野兽袭击，参军打仗不会受伤，因为他没有弱点和死穴。很多故事里，都有伟大人物和猛兽做朋友的情节，真假不论，里边的道理值得深思。

医药大事，关乎人性命，而且是生死边缘人的性命，所以真的是要有老祖宗们的仁心和善心，由此出发，才能成为好大夫，做出好的药。鹤年堂做药卖药的仁者之心，老百姓是承认的，"丸散同仁堂，饮片鹤年堂"。同仁堂一直是给清宫廷供药，经营门店之后，因为名头在，群众信誉度很高。刘一峰接过鹤年堂，以参茸饮片的品质和精细，避开同仁堂等药店的优势，渐渐开拓出了属于自己的特色领域。所以饮片加工从来是鹤年堂最为人称道的。行业内外，很多人认为鹤年堂的饮片是"陈皮一条线，枳壳赛纽襻，清夏不见边，木通飞上天"，怎么个说法？

先看"陈皮一条线"，陈皮，橘子皮，行名叫大红袍，鹤年堂用的自然是广陈皮，即广东产的陈皮，药效最好。陈皮大家都知道，自己家也晒，煲汤做菜常用到。《本草汇言》有一段讲陈皮的："味辛善散，故能开气；味苦开泄，故能行痰；其气温平，善于通达，故能止呕、止咳，健脾和胃者也……人以脾胃为主，而治病以调气为先，如欲调气健脾者，橘皮之功居其首焉。"意思好懂，脾胃乃人后天之本，而陈皮调气健脾的效果是百药之中最好的，所以食用陈皮是很好的饮食习惯，医药上陈皮更是特别重要的一味药。这么常见简单的东西，橘子皮掰了晒干就成，能做出什么名堂？刀房会先用水泡细软，切得极细极细，像《神雕侠侣》里小龙女悬丝而睡的那根细丝一样，很细很漂亮，细到一碰即碎，上斗子前要拿喷壶喷潮才行。

"枳壳赛纽襻"，酸橙切两半阴干，一般的枳壳这样就可以了，是治胸胁气滞、胀满疼痛、食积不化等病症的常用药。我有一回在刀房看见他们炮制枳壳，行云流水的工序，简直像是在制作某种精致的手工艺品。晒干的枳壳切开，一颗一颗，把瓤心儿用工具转出来，腾干净，两半圆壳形状皮儿，对折成月牙形，夹进木制四框内，放在通风处，阴干。上抖子或者入药的时候，斗房负责麸炒，炒完了，金灿灿，样子像衣袍上的纽襻，特别好看。

下面是"清夏不见边"。生半夏有毒，以前有人吃了一粒，结果再不能说话。往后第五个四合院，有压水机用来泡半夏，地上有水泥池子，高台上大缸，刀房泡药用靠底下有个木塞堵着的眼儿，半夏泡里边，天天换水，木塞一拔，脏水从水道流走。泡够七七四十九天，毒性差不多就消了。然后用它做清半夏、法半夏和姜半夏。遵古法炮制的叫法半夏，用甘草和石灰泡，然后清水洗后晒干，制出来黄颜色，很酥，摔地上碎两半，甘草和诸药而解百毒，很粗的粉甘草，轧面时满院子飞面儿，到处甜味儿。现在的甘草，还没长大，就拔了。姜半夏用姜制。清半夏交刀房加白矾煮，晒半干切片儿，切的比鱼鳞还薄，贴玻璃沿儿根本看不见，装在小纸袋里卖，一钱二钱三钱，很精致。

最后是"木通飞上天"，木通利水化湿，现在说是伤肾，很少用了。鹤年堂切得很薄很薄，一吹可以飞上天。

这几句话只是个例子，其他药也是买进来上等的，做出来很漂亮才出售。中药呢，大夫给开了，拿回家，一般都是要煎煮的，越薄越细越精，药力才容易渗到药汤里边。鹤年堂饮片这么细，却并不比别家贵多少，顶多价格高上一成，但熬的时候药效却要好很多倍，不糟蹋有用成分。

有些药是要现炒现焙现切的，即使药方子上没写清楚没注明，患者来拿药，我们都会给做好了才包起来。这都是一份责任心。现在老有人说医生开的药喝了不管用，其实，并不一定是药开的有问题，而是去药店抓的药不合格，再好的大夫也没辙。所以药的质量很关键，大夫看病，药治病，药的质量跟不上，到头来只会耽误患者。

差错不出门，药者仁心

鹤年堂在北京的三个店，我在菜市口总店自然是待得最久的，一个东安市场东号，一个西单商场西号，两个分店我也都待过。一早一晚，学徒时候，东号有个师兄刘士宽回家养病，说是要把我调去替一段时间班。我当时很害怕，很不情愿，因为早听说东店经理刘温庭有个外号叫"机械刘"，意思是他脾气古怪暴躁，异于常人。怕归怕，店里的安排和规矩我拗不得，好，去了。

去了是值柜。有回，抓药先生给了个方子，上头写了"生姜三片，煨"，我得拿去后边厨房炉子上给烤。正在厨房忙着，听见有人问："你是谁哦，怎么我没见过？"

我抬头，见一粗眉大眼五六十岁的先生，不怒自威。吓得我手下一不稳，灶沿儿几片姜全溜炉眼里了，当下有点生气：“您哪位？我叫雷雨霖。”

“嘿，小伙子挺横，总店调过来帮忙的？”他笑了，问我。

“嗯，替刘士宽师兄班儿。”对方笑了我也不好再气，回了话赶忙去前头拿姜，打算重新再煨几片。刚好前边又有人要阿胶，前柜没货了，找到库房去拿，之前说话的人已经不见了。

第二天，我提壶去打水，迎面撞了人，又是这先生，壶差点没掉地上，心里又是一气：“您没看人手里有壶？”

“呦，小伙子又生气啦，年纪轻轻的脾气不小。”他正说着，来了个师兄：“掌柜好。”这师兄冲着这个老先生弯腰问好。

我被吓坏了，低头不说话了，也不敢走。“小伙子，你叫雷雨霖？要常笑，生气伤肝。”他哈哈大笑扬长而去。

得，才几天，先得罪了“机械刘”，有好果子吃了，我明明一向好性格、不生气、爱笑，对着脾气最大的人居然发了两回脾气。

可是，事情好像跟我想的不一样。见过刘掌柜发脾气，一回是有人把药给弄错了，一回是有个先生抓药没摆整齐，他横眉一竖，真吓人。可怪了，从没对我生过气，反而因为他，我第一次吃到新鲜蘑菇。

那次是刘温庭掌柜乡下有个亲戚来看他，提了好多山上采的蘑菇，厨房给烩了，我给他送到经理室，他一看高高堆成小山的一碗。

"雨霖，你吃过没呀，去拿小碗，给你拨些。"我不好意思地笑了，挠挠头。

"快去，好吃着呢。"至今还记得那个味道，真是新鲜可口。

旁边街坊，院子里种了两棵枣树，秋天枣熟了，我们眼巴巴望着，能看到，吃不着，馋。主人打下来，专门送了半口袋给刘掌柜，送枣人一走，我刚好在旁边，掌柜看我馋的那劲儿，"得，拿去，你们师兄弟分着吃。"我好开心。

最平常的，掌柜爱吃花生，可他只捡比较干瘪的吃，说这样的甜，好吃，满仁儿的全给我了。在东店那一个月，有种受宠若惊的感觉，因祸得福，受了刘掌柜好多照顾。后来听我们卢席卿经理讲，刘掌柜在他面前夸我，"雷雨霖那小伙子，有性格，重要是有眼力见儿，勤快。"真是天大的误会，他大概以为我跟他一样是机械脾气吧。

值柜儿要做的事儿很多，有时候闲下来也帮抓药先生包药，所以说，从学徒就开始接触前柜的活儿，但直到1949 年我才跟卢席卿经理申请，真的由丸药房调前柜，成了名副其实的"抓药先生"。好比打仗，后头的刀房、斗房、丸药房，各种部门都是后勤，粮草军饷全在那些地方。前线最要紧的在前柜，备足了兵马粮饷，每天面对许许多多的顾客、患者、街坊四邻、三教九流，你学的医理，你懂的药材知识，你这个人的修养能力，一切的一切，都在抓药的时候得以体现。

1949年我到西号前柜抓药，一直做到1952年，1953年，抓药又算是我的一个熟练工种。当学徒时学过包药包，小包、大包，怎么搁怎么码，都有讲究。药纸据大小，小包的分一钱纸、二钱纸、三钱纸、五钱纸、一斤纸，大包的有门票、官纸、中联和四联，看着方子，拿戥子一味药一味药称，称了按顺序摆纸上。有细料要垫红棉纸，鲜药垫蜡纸，贵重药得附说明书，抓好了，鉴方子压着，对着方子细查一遍。觉得没问题了，还不能包，叫大闸柜来，他检查后才行。包药要快，码好了保证药不能溜出来。

现在抓药，我在药店看，有个别年轻人拿起戥子欻欻欻地倒，天女散花，谁也不知道抓了多少，没一点准，根本不可取。普通药多点少点或者还影响不大，有些重病有些药特别重要，抓错了方子几乎白开，马虎不得的。虽然不能像以前各包号都变成攒包，但也必须一味一味摆放，查完盖章，再攒成一大包，这是规矩，对患者最起码的责任，查包不能出错。

西号经理祁月坡，面善，精通业务，还懂医。员工哪里不舒服，找他号脉，开了方子，抓些药一吃，很管用。祁经理人是真好，吃喝上和总店一样，绝不亏待我们，经常吃油焖虾段，真的是大对虾，每天四菜一汤。他自己晚上有吃夜宵的习惯，倒不麻烦，烧饼夹点酱肉，好东西舍得花我们员工身上。

可惜了，这样好的人，大儿子身体自小不好，跟着他在西号上班，后来得了肺病。祁老先生用尽法子，到底无能为力，见着儿子天天吐血，末了去世，一夜之间，黑发变白发。我们看了心疼，但能怎么样呢。人的命，终归老天爷说了算。这些生生死死的事情经历多了，我明白，治病也好，养生也好，人事一定要尽到，规规矩矩认认真真来，但不能求成。说我吃了这个保准不会怎么样，或者我每天坚持喝点什么坚持跑步锻炼一定会长寿，还真是人说了不算。身体的根子底子，父母老天爷给的，有时候真没办法。还有运气之类，保不齐灾呀难呀。参透了这些理儿，凡事尽了力了，自己心里高兴，身上畅快，没有糟践自己，对得起自己，没给家人添事儿，这才是养生的最终目的。人活着也这样，向死而生，但你要好好的生。

祁经理儿子去世后，他那么悲痛，折过头来，一样把西店经营得有声有色。人生还在继续，不是吗。

讲到这儿了，有个特别常见的药，三年抓药，几乎是卖得最多的品种。蒸、炒、炙、煅的中草药。各种炮制方法都给理了一遍，咱看看传说中的六味地黄丸是怎么做出来的，鹤年堂与其他家药店制作上有所不同。

六味地黄丸是古代名医钱乙先生的处方，"地八双山四，丹苓泽泻三"。熟地八、山芋、山药各四，牡丹皮、茯苓、泽泻各三，配方都一样，工艺上有所不同。鹤年堂的做法是将大生地洗净放铜罐内，加满黄酒，入水锅煮，煮成糖心为准，就成了熟地。其他五种药轧成细面铺满碾子上，再搁熟地，熟地上头再撒药面，开了电碾子，随时撒面，轧成粘饼儿，铲子铲下来，放大木槽内，盖上纱罩。这叫串六味。晒干后交碾房轧面，面儿很香，黄酒汁儿都压在了上面，用蜜和出来丸药特别滋润。这样看，中药其实不神秘，一步一步有它的步骤。六味地黄丸这六味药既是治病的药也是养生的药，身体虚弱的人，没大病每天吃点也可以养生。它滋补肾阴，不上火，主要适用于肾阴虚的患者，百分之八十的老人都有点阴虚，女人更年期潮热烦躁也是虚火上升阴分少了。这药很平稳，三补三泻，地黄、山芋、山药是三味补药，牡丹皮、茯苓、泽泻是三味泻药，走而不守，不会在身体里造成滋腻，方子很合理。

基本上都这样，有些药有些东西是鹤年堂的秘方，自然成为特色；有些呢，比如一般的药材炮制、六味地黄丸等常见药的制作，不是鹤年堂特有，但它就是肯用心做，做好、做精，做得让老百姓放心。这是我讲这么多中药炮制的道理，看了这么细致的工艺，不知道大家对中药的认识有没有放下偏见。

咱们一直在说养生，说到底，是药三分毒，药补呢，好归好，见效归见效，但人的身体啊，还是主要靠食物支撑起来。百谷养人，吃上面才是养生最重要的战场。

百谷为养，别挑食

小的时候，我们村有个老汉，现在看应该叫他地主，长长瘦瘦的，左手一壶茶，嘴里叼竹烟斗，每天笑呵呵，村头村尾溜达，跟人讲话，右手把白胡子慢慢捋，身体好健壮。父亲说他八十多岁了，是十村八乡年龄最大的长辈，我总觉得他不如我家常年病在床的爷爷年岁高。这老汉，我们都本家，也姓雷，孩子们见了全叫"大太爷"。

一九三几年啊，天天打仗，城里白将军阎大帅乱得不可开交，村子的人，家家穷。我们算好，父亲偶尔给人瞧病开药，除了地上庄稼，多一份收入，日子一样拘谨，有时候连着三天的窝窝，整个腊月顿顿腌白菜。我爷爷身体不好，母亲隔三差五熬点粥、蒸俩蛋给送床头，但调理效果不明显。大太爷家不同，收地租，成年的有人担了粮食、蔬菜、瓜果往宅院送，不多，可也不会缺，三餐从来不见重样儿，堂屋顶挂几束干牛肉酱猪腿，黑乎乎红扑扑油澄澄好馋人。

70 多年过去，我在中药行业待了半辈子，医药知识、养生原理熟透于心，回过头再想爷爷和大太爷，似乎知道了他俩身体状况差别怎么那样大。我爷爷在年轻时不注意身体，临老儿又赶上年头不好，尽管儿女们尽力尽孝，还是没有补养好身体。在我 12 岁那年，爷爷最后遭尽病苦，瘦成把干骨头，与世长辞。大太爷呢，富贵命，好吃好喝悠哉着，人又不懒，门前几分地，不许小辈儿插手，花朵儿果菜密压压长得真好。到我 14 岁离家，他还那样健壮乐呵，全看不出上 90 的人。

你看，人生呢，并没有许多公平，往往还真是个命不由人。爷爷被苦日子磨损，从春到冬没完的劳累，又吃不好，营养跟不上，体质自然年年虚下去，盛年刚过，五脏六腑各样零件曜啦啦全开始散碎。日常小病起来，自己总是挺挺谁也不给说，大病瞒不住，药却只能将就止个痛、治点表，家里腾不出人手细细照料。这样拖拖拉拉，所以没有好结果。云端老天爷看了，大概也心疼的吧，可惜没办法。

人的身体，看着庞然大物好威严，其实是真脆弱，需要的各种东西又多，你拧着它行事，不给它缺少的养分，它就学唐朝和尚，紧箍咒咕噜噜念，一定让你生出病痛不安宁。大太爷顺当，细粮粗粮换着吃，瓜果蔬菜四季不少，心态还好，活到天年是自然。是那个大时代，人扭不过。

现在生活条件都好，老百姓不拘哪家也比大太爷当年富贵，吃穿用度不愁，百样病症反而见多不见少。为什么呢？

我从单位退下来也快30年，古人把30年称作"一世"，得，又是一世过去。时间多，鹤年堂学徒习惯，早起，天擦亮醒，孩子们上班上学，我去买菜，遇着了，街坊四邻岁数相当会说些家常。时间一久，人们的生活饮食习惯我差不多摸清楚了，对照自己养生医药知识，问题在哪儿就显出来了。这个天气，寒冬腊月，小区街边儿水果车，紧头的一排大西瓜，看得人冷风里直哆嗦。市场上头，莲藕、豆芽、青笋、莴苣、柑橘、秋梨、石榴，各节气的瓜果都齐备。大超市更是要什么都有，南方的空心菜、香蕉、火龙果，漂洋过海进京的海鲜百货，满当当篮筐冰柜要压垮了的富足，我每次去看，眼睛都要花。

前些天孙子开玩笑，人类进化上万年，好不容易到食物链顶端，什么都能吃了，这辈子一定要吃个够吃回本儿。这话对，有它的道理在。人呢，真是吃百食百物的高级生物，狮子老虎胃里的种类也赶不及咱们。《黄帝内经》讲"五谷为养，五果为助，五畜为益，五菜为充，""五"可以当它是概数，五谷就是百谷，人类自古最要紧的是粮食，眼前有人说为健康不能多吃主食，对错不论，但还总要吃的吧，人不吃粮，这事儿少。水果呢，好东西，之前说的苹果膏啊秋梨膏啊，水果是对我们身体有帮助的。肉不用说，大补益。至于蔬菜，从前报纸上有一条新闻，日本人抓了华工去厂子，不给吃青菜，后来很多人眼就瞎了，蔬菜补充人体必要的元素，缺不得。所以说，顺着天给的身子，可以吃的都得吃，没吃过的尝个鲜，时令果菜上市了自该买些备下，别拘着，说这不好那不好尽挑喜好的才吃，久了要生病。像大太爷过日子，地里生长什么，碗里一定装着什么，家里养的天上飞的河里游的，偶尔一顿补补，这叫顺地利，他身体没有缺损，所以没病痛。爷爷天天的玉米窝窝腌白菜，当然也是好东西，可太多营养物质来源被切断，组装筋骨血肉的砖瓦不够，病就找上门了。

　　什么都吃又该怎样吃呢？孙子他们年轻人的"吃回本儿"行吗？这个也要"顺"，这"顺"的是天时，满招损，盈则亏，一切看着太盈满未必是好事情，祸福相依。我到市场、超市眼花，大自然造出万物，也很丰富很美好，但不至于对人产生压力。现代科学技术发展来的东西，往往好也好，但欺压人，给你无数的挑选，满足你所有的需求，摆在面前，都给了，其实跟什么都没给一样。百样粮食，百样瓜果，百样菜蔬，百样肉类，全有，随着性子。精神好翻着花儿的饕餮大餐，心情坏半片面包管两天，爱吃榴莲早晚一个，讨厌萝卜死都不碰，如此的好像顺了身体心意在饮食，可惜，身体心意肯定都不买你账，到头来，好好的身体坏了，快乐的心情也会丢。因为乱，你自己承受不住这样折腾。顺，不是只顺自己，顺是要顺天顺地。什么都吃，顺的是地利，该怎么吃，要顺天时，就是说，顺着自然的季节、天气、物产，到什么时候吃什么东西。我们在鹤年堂，东家就给我们依着天时排三餐。到自己家了，也一定要这样。

春生、夏长、秋敛、冬藏，四时和身体相配，中国人自古就讲究的是这个，叫作"天人合一"。现在冬天，萝卜好，水嫩脆生，要多吃。春天的豆芽，野地里有荠菜苣荬菜。夏天番茄黄瓜西葫芦，秋天莲藕土豆南瓜。这是我记忆里小时候菜园子的收成，一个季节一批果菜，不会乱。

大太爷就这么顺着自然，不短不缺不盈不满，身体里器官经脉顺天时而生息，没有大的抵触叛逆，不至大病痛。也不是说反季节的东西不能吃，昨天还有人到我家，提溜一西瓜，切开来，我捡两片尝，甜滋滋，好吃着。谁还分辨哪些食物当下哪些反时令？太多了，只能是心里留个意，知道顺着季节吃是好，尽量的不要违背得太厉害。这就是顺天时了。

天时，地利，还有个人和。人和在心，和大太爷一样，好心态不懒惰。烦恼来了，宽宽松松把心放平，总都要过去。我国的养生文化底子很宽广很深厚，中医中药上讲养生，靠药食调补，老百姓接受，自己在家能实践。儒家也说养生，你看，孔老夫子活了 70 多岁，当时算长寿。道家呢，书里那些隐士高人，一个个胡子白花花，年纪都不小，他们求长生，要长生，首先养生。儒道养生属于文人贵族的事情，讲究修身养性，得读大量经典古书，普通老百姓为生计忙，没时间泡书里，自然不懂什么中庸啊老庄啊，那些正心诚意抱朴守真的大道理听起来就头痛。这几年，有时候闲了，我翻过些儒道养生的册子，理儿是一通百通，中药养生我懂，儒生道士的养生，归到底子上，和中药实在殊途同归，都是要顺天道。天道悠悠，看着玄，人从饮食开始，吃进肠胃的东西要齐全，不逆着自然本来生养的规律折腾，这就是顺了天道了。心智上也是，婴儿怎么样，老天爷要你成什么人，顺着这个"道"，就是儒家、道家说的养生了。所以呢，长寿之道，即天道。仔细思想，爷爷一辈子也想顺应自然大道活，可惜遇见坏时代，所行所食都是磕绊违逆天意的，没有善终。大太爷命运该是天给的吧，他自己又惜福，才好端端到老。

人不同于动物，天时地利自然要顺，自己懂得调补很重要。食物关键，药物也关键。中医不同西医，更复杂，我们鹤年堂那药斗子，前面讲了，都装着好些菜粮在里面。药食同源，把这理儿掰清楚，最最平常的一日三餐，也能治好许多杂病。

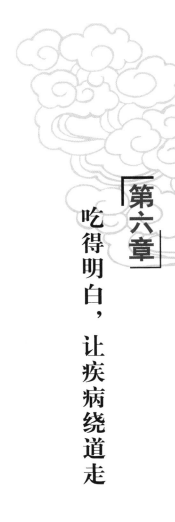

第六章

吃得明白，让疾病绕道走

厨房里藏着好药

我一次遛弯的时候，碰见了一个认识的人，我们就聊了起来，聊着聊着他就跟我说上个星期他孙子发烧的事。

"我轻轻地打开房间门，蹑手蹑脚地进去，伸出手来探向睡在被子里的额头，热度已经退去了，我悬着的一颗心总算可以放下了。"

"我小孙子发烧了，烧了一晚上，小孩子身体娇嫩，环境不对了，或是温度下降了，一个不慎，感冒发烧就找上门来了。

"心里着急也无济于事，尽心尽力照看，看着他红扑扑的小脸，想起昨晚他哭闹着不吃药，气味难闻，味道发苦，小孩子当然不愿意吃，是三个大人一起协力合作。他爸爸固定住他的双脚双腿，他妈妈固定住他摇晃的头，我则是趁机会把药给他灌下去。

"三个臭皮匠团队合作，药被我们灌下去了，给他一些糖含在嘴里才慢慢停止啜泣，但没过一会，药就被全部吐出来了。幸好，今天早上退烧了，可以放心了。我起身，又蹑手蹑脚出去煮东西给我小孙儿补充补充营养。

"很快我煮好了，刚好他也起床了，我端过去，我煮的是米汤。"

他说，现在很多父母以为孩子发烧感冒要消耗大量体力，想要给孩子尽量多的补充营养，给孩子吃高热量的食物，其实适得其反。很多父母有这个经验，小孩子发烧期间，食欲一般不好，后来看了一些西医的书，上面是这样说的：小孩子在发烧期间，消化系统受影响，胃肠道的蠕动减慢，所以孩子通常没有食欲。若是在此时强迫孩子吃东西，很可能会导致反胃、呕吐以及腹泻，等等。烧没退下来，病情反而会更加严重。

我们也知道小孩子发烧会消耗大量的水分，对于发烧的孩子一定要补充充足的水分，所以流质或是半流质的东西就是最好的选择，既可以补充水分，又利于肠胃的吸收。

唐《黄帝内经太素》中有"空腹食之为食物，患者食之为药物"的说法。大概意思就是，如果你是饿了吃的东西，是食物；如果你生着病吃下的东西，可以称为药物，这其实就在说明一个道理，药食同源。在中医看来，药物与食物既有相同之处，也有不同之处，老百姓一般对药有一种感觉：是药三分毒。因此，民间也有"药补不如食补"的说法。

厨房就像是一个急救箱，里面有随手可取的急救工具。走进家里厨房随意扫一眼，就能看到很多入药的食物。随着医学知识的逐渐普及，越来越多人开始关心自己和家人的健康问题，很多人的日常保健用食疗代替了药疗。

食疗一听之下很高端，感觉像是家境好的家庭才能用得起，其实这想法不对。走进家里的厨房，随便一拿都可以拿出能当作药的食材来。

其实食疗不是最近才有的，它是中国人的传统习惯。所谓的食疗，想必很多人很了解，就是通过饮食达到调理身体、强壮体魄的目的。在我看来，食疗是一种长远的养生行为，以前的人通过食疗调理身体，现在的人通过食疗减肥、护肤、护发。食疗是一种健体之道。

食疗盛行了，人们更多的目光放在了厨房上，变着花样来达到调理身体的目的，而且食物治病最显著的一个特点就是"有病治病，无病强身"，对人体基本上是无不良反应，又可以满足口腹之欲，何乐而不为。

我总结出了50多种药食同源的食材，还不全面，供你们参考，是能饱肚子的药材。我在这里列出来是因为想引导一下老百姓，看看我们每天吃的东西也可以作为一味药，能治什么病，知道治什么病了，那吃的时候就会有所选择。原先是稀里糊涂地吃了，现在就可以吃得明白，吃得放心。厨房里藏有很多种对健康有益的药，下面我挑选几种我比较常用的食材。

咳嗽了，熬粥的时候加点百合，尤其是小孩子，将咳嗽的苗头及早遏制，不然严重了，避免不了要吃药，而小孩子一般用尽一切办法来抗拒吃药，药没吃下，那病又怎么好得起来。中医说，肺主白，所以多吃些白果或百合等白颜色的食品对咳嗽是有些好处的。中医认为百合具有润肺止咳、清心安神的作用，尤其是鲜百合更甘甜味美。百合煮粥，鲜百合可以拌着吃，西芹百合，养肺阴的。

五谷里头小米营养最高，养胃、坐月子的女人可以喝些小米粥。我国北方许多妇女在生育之后都有用小米加红糖来调养身体的传统，久病几天没吃饭了，很多天不进食就喝点小米汤，健脾养胃活胃。厂矿发生事故，人困在里面几天了，矿井里面救出来以后，不能直接给人饭吃，就得先喝小米汤，一点一点把胃给弄活了。小米最能养胃了，中医讲，胃有气人则活，胃无气人则亡，小米的营养价值是最高的，多喝小米粥。

农村过去养骡子，可以耕地干活拉车，所以很多人都偏爱养这牲口。喂骡子的时候加黑芝麻，吃久了，皮肤就跟缎子似的，又亮又滑的。骡子吃了都有这效果，我们人吃了，也能收到效果，而事实证明，黑芝麻的确有着很多功效。

黑芝麻，补肾乌发，我们家常吃，我爱吃甜食，经常用它做芝麻包。黑芝麻炒的时候搁点盐，炒黑芝麻是很简单的事，文火炒，翻腾，噼里啪啦响，不响了就差不多了，捏两粒搁手上碾，心儿还是白的就说明火候还不够，非得发黄咯，搁嘴里尝一尝它是香的了，这就可以了。炒老了，过火了，它苦了，没炒到熟的程度它不香，像烧饼，芝麻黄了就香。炒必须适度，熟了搁案板上，凉温乎点，拿擀面杖擀碎，不用擀成细面儿，硌碎了就成，整粒儿吃下去吸收不好。芝麻擀好了，用红糖，半斤芝麻差不多三四两红糖，用暖壶里开水沏，倒多了太稀，太稀了芝麻不成团，把芝麻拌里面，一攥成团，一捏可以揉成球来，发了面擀成皮儿，馅球包里面。我们春节的时候做这个，客人来了吃饭，主食谁都不愿意吃米饭了，就吃芝麻包，又香又甜，能乌发。

一般人都知道多吃些白萝卜对身体好，但是白萝卜缨子却很少被人使用，萝卜缨子就是萝卜叶。很少人知道萝卜叶是可以被人食用的，我觉得这里面是有原因的，其一是因为人们一直认为萝卜根才是最精华所在，就是说人们对缨子的营养价值不够了解，所以即使萝卜叶有很高的价值，我们也没想过要吃它们。第二个原因是运输方面的原因，我们平时去市场买菜，其实很难买到新鲜的萝卜叶，因为它们很难储存，很容易腐坏的蔬菜当然不适合长途运输，所以在收获萝卜的时候，萝卜叶通常都是直接被扔在地上，当作肥料了。

萝卜缨子味甘苦，性平，可以消食理气，而且，萝卜缨子一般都没人要，都不用钱就可以吃到营养又美味的食物。夏天，对萝卜叶民间也自有一套做法，常用萝卜缨子煮汤，加一些油和适量的盐，或者是买来鸭肉和萝卜叶一起煮，再加上适量的盐，也非常美味。我现在想想都不自觉地要流出口水来了，这道汤既便宜，还可以帮助消化，健胃消食，且能防治肠炎、痢疾等。

不过我通常是这样吃的，把萝卜叶洗干净，然后放入煮开的水中，焯过一遍水，捞出来用冷水浸泡一会儿。第二步，把焯过的萝卜叶切成细段，做成馅，然后准备玉米粉和黄豆粉，加适量温水搅拌和匀，用手揪一块和好的玉米面团，用手压扁，加入萝卜叶馅，收口，包好后放入蒸笼中，大火蒸三十分钟左右。

如果萝卜叶是嫩的话，也可以直接吃。把萝卜叶洗干净，搁点黄酱或者酱油伴着直接吃，效果也非常不错。

萝卜，药店也卖萝卜干，鲜的干的效果一样，药书上几千年前就说这萝卜下气的。南方吃白萝卜，北方吃"心里美"，不光下气，还能治感冒。冬天感冒，买一"心里美"生吃就能治感冒。白萝卜、水萝卜差不多同效。

主菜说完了，那说点调味菜，不得不说的是很常用但不太受到关注的生姜。经常出入厨房的人可能知道厨房必备的调味菜是生姜，就算不擅长做菜，我们在吃的时候也可以发现很多菜都会配有生姜。生姜是我们日常生活中常见的一种食物，一般是作为调味菜，比如说煮鱼时放些生姜，可以去腥味，生姜跟其他食品搭配，也可以烹饪出各种舌尖美食。

有句老话说："常吃生姜赛过活神仙。"虽然夸大了生姜的功效，但是这也从侧面说明了生姜能够治病。中医也认为生姜能"通神明"，意思是说能提神醒脑。夏天中暑了煮一杯生姜汤，就可以减缓中暑的症状，还有些中暑严重到昏了过去的，一杯姜汁灌下去，能使患者很快醒过来。

"家备生姜，小病不慌。"感冒熬点生姜喝下去，有散寒的作用，把身体里面的寒都逼出来。只有通过发汗，感冒才能够快点好起来。女孩子贪凉喝冷饮吃冰激凌，容易肚子疼，可以用红糖水加姜熬一熬。这生姜红糖水是民间广为流传的一种驱寒暖胃的偏方，一定要趁热喝下，才能发一身汗，体内的寒气也随之消散了，人体自然通畅起来。北方人爱吃姜，做饭用葱姜，特别好，多吃姜是有好处的。

核桃，健脑补肾，现在说是对糖尿病也有作用。另外还有杏仁粉，杏仁粉不太好做，不过作用还不少，润肺燥治咳嗽。尤其在北京的冬天，雾霾等原因，空气没那么好，人也变得爱咳嗽了。这时候就可以吃杏仁粉，就跟吃芝麻糊一样，一小袋就行，一冲就可以吃了，自己做也行，要用甜杏仁，炒熟，磨成粉，加江米面藕粉和一块。藕粉是滋阴清热的，肺阴燥咳的人特别适合吃。

桑葚，药店不卖鲜的，干的，自己家也能晒，晒干了存着吃。桑葚是很好的东西，现在又有熬桑葚膏的，把桑葚熬成膏加上蜜，这个吃的时间就比较长了，能补肾。

大茴香，大料，也叫八角，炖肉搁，有健胃、行气的功效。银杏叶儿也是一味药，降血压降血脂，银杏叶片、银杏叶胶囊，常用药，提取浓缩的。白果不能多吃不能生吃，蒸熟晾干再吃，生吃有小毒，不知道的说治咳嗽，公园捡来就吃，不能大量服用。

上面说的食材都是厨房里常见的，而且都是对身体很好的养生药，我说的只是凤毛麟角，还有一大堆既可以当食材也可以当药材的食物。

药物作用强，但我们不会经常吃，食物的作用弱了点，但是我们每天都离不开它。日常饮食中，日积月累达到了一定量就会产生质变。所以，其实从长远来考虑，它们的作用并不亚于中药，正确而合理地调配饮食，坚持下去，那样就会起到药物所不能达到的效果。

饮食有宜忌，错食就白搭

前两天，我下楼遛弯，冬日阳光暖人，今天天气真好，出来逛逛总比闷在家里好。在楼下逛的时候遇到了邻居，她是个60多岁的老太太，远远就看到她把自己包裹得严严实实的，手里拿着一个大环保袋。

"您出门儿啊？"我问。

"对，我去市场买菜，转转呀，您呐？"她声音沙哑，有着浓浓的鼻音。

"看天气很好，就下楼来转几圈。我听您的声音，鼻音很重，感冒很重呢。"停在路边，我们攀谈起来。

"嗯，都感冒快两个星期了，医院去了，感冒药也吃了，还是一直不见好。我还担心会不会有其他问题。"她一脸担忧。

内心开始蠢蠢欲动，每次遇到邻居说到病症的时候，我不免会多问几句，这也是我以前在柜前抓药时养成的习惯吧。我说过，在柜前抓药，要有一定的药理知识，掌柜的也一直很重视我们对医学知识的学习，有了一定的医理知识，客人来抓药，自己才会懂得怎么问，该问什么。拿着方子埋着头就抓药可不行，我们要对客人负责，心里有个底，才是认真负责。

我继续问："医生有没有说什么？"

"就说是感冒，药一日三餐跟着吃，衣服也穿得很保暖，为什么不见好转呢？"她自己也很疑惑。

"那饮食呢？"

"医生叮嘱我饮食上要清淡点，油的也吃不下，于是我每天都喝粥，上次有亲戚给我们家送了两大袋小米，我每天差不多三餐都在喝小米粥。还别说，我本来就没什么胃口，小米粥倒还是能喝得下。"

"问题就出在这了。"

"啊？"她惊讶地问："难道是我每天喝小米粥的原因？"

我点了点头，不排除这方面的原因。想必很多人会觉得不可思议，感冒好不了，小米粥竟然也是其中的一个原因。感冒很普遍，而且大家都知道在感冒期间忌生腻荤冷，而小米粥也是属于清淡食物，所以理所当然地认为可以喝小米粥，正是这种做法让感冒症状拖延不愈。

为什么感冒最好不要喝小米粥呢？人体有经络，小米通经，是单方向通经，也就是说小米是往里面传经的。感冒了喝小米粥会把病症带到里面去，往深了走就不好发散出来，传到肌肉骨里，比清热解表难治了。

所以我跟邻居解释了一下原因，她还是有些惊讶，感叹原来以为是好东西，情况不一样，也就起到不一样的效果了。

说得在理，小米是个好东西，只是感冒的时候不适合食用。现代人在各种压力之下，很多人胃部出现不适，每逢吃饭时，好多人都没胃口、没食欲。去药店一看，帮助消化，增加胃动力的各种药物也摆在很显眼的地方，电视广告中更是猖獗。药吃多了，总会有不良反应，其实健胃食品是最绿色的，也是最没有不良反应的，没错，那就是小米，它的作用不亚于开胃菜。

《本草纲目》说，小米"治反胃热痢，煮粥食，益丹田，补虚损，开肠胃。"中医上讲小米"和胃温中"，认为小米味甘平，能益气。元气调好了，身体的抵抗力就会加强，就像是给身体穿上了远离疾病的衣服一样。小米颜色是黄色的，黄入脾，所以能够养脾胃润肠道，有健胃除湿、和胃安眠等功效，内热者或是脾胃虚弱的人更适合吃。

小米熬好之后，打开锅一看，一片黄澄澄，吃起来，柔滑顺口，回味悠长，吃完之后口齿泛香。鉴于小米是很好的养胃食物，是老、幼、孕妇最适宜的补品，帮助他们增强体力。我国北方许多妇女在生育之后，有用小米加红糖来调养身体的传统，不论是南方还是北方，有给婴儿喂小米粥汤的习惯。

但吃错了，会适得其反。小米放在平时吃，它是强身健体的好食物，可是当你感冒了吃小米粥，那它是拖延病情的罪魁祸首。要想身体健健康康的，千万不能吃错，为了不吃错，我们要懂一些才行。

还有一类人群在饮食上要很谨慎小心，这一类人就是孕妇。每种食材有其自身的营养价值，孕妇作为特殊群体，饮食不当会对母体和胎儿造成不良影响，轻的会影响准妈妈的肠胃健康，重的话可能会威胁母婴安全，因此为了胎儿的健康和安全，孕期要适当"忌口"。

我想起以前我在鹤年堂柜台前抓药的时候，女患者来抓药就要多问一道，会先问她有没有怀孕。孕妇禁忌很重要，我们在学徒期间，就有"十八反""十九畏"和孕妇禁忌都要牢记清楚。"十八反"："本草明言十八反，半蒌贝蔹芨攻乌，藻戟遂芫俱战草，诸参辛芍叛藜芦。"诸参包括元参、沙参、党参等五六种。"十九畏"，药性相畏，不能合在一起用。"硫黄原是火中精，朴硝一见便相争。水银莫与砒霜见，狼毒最怕密陀僧。巴豆性烈最为上，偏与牵牛不顺情。丁香莫与郁金见，牙硝难合京三棱。川乌草乌不顺犀，人参最怕五灵脂。官桂善能调冷气，若逢石脂便相欺。大凡修合看顺逆，炮爁炙煿莫相依。"这是"十九畏"的歌，一个字儿一味药。

还有妊娠禁忌，妇女怀孕期间不能用的药，"蚖斑水蛭及虻虫，乌头附子配天雄，野葛水银并巴豆，牛膝薏苡与蜈蚣，三棱芫花代赭麝，大戟蝉蜕黄雌雄，牙硝芒硝黄牡丹桂，槐花牵牛皂角同，半夏南星与通草，瞿麦干姜桃仁通，硇砂干漆蟹爪甲，地胆茅根与䗪虫。"

孕妇不能用的药中有好几味其实在厨房里边也能找得到，比如说薏米。家里煮粥、煲汤时常用薏苡仁，薏苡仁就是薏米，中医认为薏米质滑利，对子宫会有不好的影响，具有诱发流产的可能性。薏米药食同源，经常熬粥，八宝粥里就有，家里若有孕妇就别吃薏米，熬粥别搁薏米。哪怕三天两天吃薏米饭没滑胎，便觉得没事，这是老前辈们定的医药法规，大夫绝不开，万一大夫开了，药店审方，就会说有禁药让大夫改方子。大夫开了这方子大夫错，药店里的人看出来错误的地方应当指出来，免得酿成不好的后果。孕妇以及孕妇家里边的人自己也要注意别去吃，怀着孩子小心一点为好。

桃仁和杏仁我们很容易就混淆了，两者在形态和颜色上非常相似。其实在我们国家，桃仁比较少用，不过杏仁就很多人吃了，桃仁也是孕妇禁忌的食物，因为它是活血破血的，有活血化瘀、润肠通便、止咳平喘的功效，看这些功效，就可以知道桃仁是对安胎不利的。所以我们要注意分清桃仁和杏仁。

桃仁的表皮一般为红棕色或者黄棕色，表面也不同于杏仁，有更多纵向的凹纹，但桃仁一般比杏仁大，但是桃仁的厚度却没有杏仁厚。第二点从质感和味道上来判断，用手触摸桃仁和杏仁，可以发现，杏仁的皮要比桃仁的皮厚，所以摸起来相对粗糙一点，而桃仁则是相对光滑一些。两种仁各咬一口，可以发现杏仁更苦一些，且杏仁有一种特别的味道，挺容易分辨出来的。孕妇不要吃桃仁，也最好不要多吃杏仁，产前多吃些清淡食物为好。杏子有热性，一旦吃得多了，还会引起上火，所以孕妇也最好不要多吃。

孕妇也不能吃螃蟹，螃蟹有活血化瘀的功效，而且性寒凉，吃了会对孕妇不好，可能会出现胎气不稳，严重的还会导致流产。古代医圣李时珍在《本草纲目》中有一个方子叫"下胎蟹爪散"，方子内有蟹爪二合、桂心、瞿麦各一两，牛膝二两为末，空心温酒服一钱。能下胎。这方子的四味药都在妊娠禁忌歌诀内。孕期之内最好螃蟹爪子也别吃。怀着孩子能忌口就忌口，等孩子生下来再吃也不迟呀，来日方长，药的话平常孕妇不容易接触，但蟹爪是入药的，最好螃蟹也别吃。螃蟹性寒，所以不只是孕妇不能多吃，像有三高、脂肪肝、肥胖病患者或是过敏体质的人，都不适合大量吃螃蟹。

孕妇是特殊群体，要忌口的东西还有很多，如果你还想要一个健康的宝宝的话，尤其是有活血化瘀之功效的食物绝对不要吃。甲鱼有通血络、散瘀块的作用。很多人喜欢吃辣，其实适量吃辣对人摄取全面的营养成分有好处，孕妇也是如此，但是过量吃辣椒，会刺激到肠胃，引起便秘等不好的情况，孕妇也应该慎吃。还有花椒、八角、桂皮、五香粉等都是属于热性调味品，吃进去，身体里的水分都被吸收走了，造成肠道干燥和便秘，孕妇也尽量少吃或不吃。

身体健康的孕妇要是不注意吃了少量的禁忌食物，也不用太过于担心，一般没什么大碍，只要记住以后要尽量避免吃这些东西就行。

如果知道身体的情况吃了某样东西会不好，那干吗还去找罪受呢，虽然在吃的时候很美味，酒肉都是穿肠过，该忌口就忌口，对身体不好的就少吃，多好吃也要少吃点，对身体好的，能多吃就多吃，这就是所谓的养生。能做到这样，才不会让疾病有机可乘，才能增强身体的抵抗力，让自己少生病，这就是我们所追求的养生吧！

适度"偏食"好处多

鹤年堂有一厨子，这么多年了，现在都想不起来他叫什么名字了，只记得有这么一回事。差不多有半个月的时间，他早中晚饭都是大白菜，大白菜洗干净放进锅里，放适量的盐煮一煮，连油都不放，煮好之后直接盛在碗里，津津有味地吃起来。

师兄弟们注意到了这件事情，都很好奇他为什么只吃大白菜，是因为很喜欢吗，还是因为别的什么原因。有一次我正好去厨房有事，看到了正在吃大白菜的他，我也很好奇，就过去问了他原因。

厨子说，最近觉得上火，喉咙都痛得不行，而且因为上火，身体里的水分都被榨干了一样，总是便秘，非常难受。他虽然是个厨子，也没看过医书，但是从别处那里听来，况且在鹤年堂也有些年头了，总能学到一星半点。知道了大白菜是好东西，有清火的作用，所以自己就试了一下，吃了大半个月的大白菜，果然，火下去了，便秘也好了。

原来是这么一回事，厨子说得也有道理，大白菜在古时候就有"菜中之王"的美名。中医认为，大白菜有养胃生津、除烦解渴、利尿通便、化痰止咳、清热解毒的作用。大部分人都可以食用，多吃白菜，可以起到很好的滋阴润燥、护肤养颜的作用。对于容易上火或者便秘的人来说，多吃大白菜是有效的，可以排毒，也可以清火。所以，在寒冬，人们餐桌上的主打菜肯定是大白菜。大白菜的做法很多，可以炒、熘、烧、煎、烩、扒、涮、凉拌、腌制等，只要技术够硬，都可做成美味佳肴。我建议脾胃虚寒的人要少吃点白菜，因为白菜偏寒，吃了没准雪上加霜，让脾胃更不好。

这就是厨子的"偏食治疗"，在某一段时间集中吃某一样东西，有所偏重，慢慢调理好身体。我觉得这种"偏食"是科学的，但我们不必像厨子一样，大半个月一直吃大白菜，有所偏重是好，但也要饮食多样化，这样才能补充各种各样人体所需要的营养。

偏食在儿童中很常见，也是一种不良的习惯，儿童对自己感兴趣的食物吃得相对多一点，而对于不感兴趣的食物几乎不吃，或者是吃得很少。但是，往往令儿童不感兴趣的食物对孩子的身体发育有很重要的作用，所以长期偏食只会导致体重下降，也会令孩子圆润的脸庞干瘪下去，且面色发黄，皮肤干燥，甚至还会出现贫血、体温下降、营养不良等情况，这就是偏食的害处。

以前我看过一个调查报告，说儿童多半有偏食的问题，很多小孩子不喜欢吃蔬菜、水果等，却非常喜欢吃高糖分、高脂肪的食物，如糖果、汽水、速食、炸鸡、西点等。从调查中发现，那些偏食的孩子身高比同龄孩童矮了6厘米，体重也比一般的孩子轻了4斤。营养师提醒了，如果偏食行为还不改善的话，不但会引起小孩子注意力不集中，还会导致情绪低落或是脾气暴躁，严重的话还会影响儿童脑部与身体肌肉的成长与发育。

但厨子的例子勉强算是科学地"偏食"了，他上火、便秘了，认为大白菜有清火的作用，就一直吃。然而我说勉强是因为，他这样的做法也不太好，科学地"偏食"就是主要吃大白菜，但别的食物也要适量吃一些，什么都吃一点，更多地摄入身体所需要的营养。

还记得年前那会儿我上火了，好几天咽喉肿痛，还便秘了，跟以前在鹤年堂时的那个厨子一样上火便秘。日常生活中也经常听到上火这个名词，那么什么是上火呢？

火本来是人身体里必备的，不可缺少的，要是火没有了，那人的生命也就停止了，中医认为这就是所谓的"生命之火"。人体里的火在一定范围内是必需的，但是超过正常范围的火那就不是好火了，这就是所谓的"上火"。比如出现咽喉肿痛、便秘等。上了火，那就需要降火，把火降到人体所能承受的范围之内。

我那时候饮食上也进行了调整，用了"偏食疗法"。那时候早上起来就喝下一碗蜂蜜水，它能润肠祛火，最好在早饭前喝，利于通便，但本身就肠胃比较弱的人，注意不要喝太多蜂蜜水，很容易拉肚子，这还是要依个人身体情况而定。中晚餐则是偏食白菜、苦瓜、丝瓜、绿豆、绿豆芽、芹菜、油菜等清肝泻热的食物，多吃就会利肠通便，可以帮助降火。上火了，最好辣椒不要吃，辣椒本身就是热性的，你本来就上火了，要是吃了，热上加热，只会更上火，而不会降火。

上火了，也可以多吃些水果，经常吃些水果有益于身体健康。《黄帝内经》说："五果为助。"这里的五果不单单指五种水果，而是指众多水果。吃对了，也可以帮忙降火，假若吃不对，那只会"火上浇油"。像是荔枝、桂圆、杏子等都是温热性的水果，本来就上火了，还吃这些温热性的水果，那只能起到相反的结果。这也就是说，水果不是都一样，它们的性味也不一样，并不是所有的水果都有清火的作用，只有先分清它们的性味，在上火的期间偏重吃一些，自然能起到自己想要的结果，当然其他的也要吃一点，保证饮食多样化。

很多人认为一般降火用香蕉就好了，从香蕉的性味来考虑，它的确是败火的好水果，因香蕉性味甘寒微涩，有消热止渴、清胃凉血、润肠通便、降压利尿的功效，对口干、便秘等阴虚常燥的症状非常有帮助。但是对本来脾胃就虚、阳气不足的人，就会适得其反，让虚火更旺。所以想要用香蕉败火，那还是要先搞清楚自己的体质，再决定要不要偏重吃香蕉。

西瓜也是败火的宠物，有这么一种说法：吃上两块瓜，药物不用抓。上火的定义，中医是这样说的：上火属于热证和火证的范畴，多半是风、寒、暑、湿、燥邪，侵入机体生热化火的结果。还有一小部分脏腑功能失调、精神受到过度刺激、生活不规律，也能引起"上火"。夏天炎热，这种热也容易引起体内的"热"。不只气候的原因，很多人到了夏季就没有胃口，总也吃不下饭，所以有些人喜欢吃火锅或是辛辣或是生冷的食物解馋，而辛辣刺激的东西只会给肠胃增加负担，造成消化不良，这些消化不了的食物在肠道内积聚，没法排出去，很容易"郁久生热"。

西瓜属于凉性水果，对除烦止渴、养心安神有一定的作用，解了暑气，顺便降了火，一举两得。

一般寒凉的水果有西瓜、葡萄柚、椰子、橘子、山竹、番茄。而热性水果有龙眼、芒果、榴莲等。除了热性和寒

吃得明白，让疾病绕道走

第六章

235

性，还有一种在两者之间的平性水果，像是番石榴、木瓜、樱桃、桑葚、柳橙等都是。当感冒的时候，寒凉及热性的水果要少吃，此时可多吃一点平性的水果。

科学的"偏食"对身体极有好处，在厨房里能找到很多药食同源的食材，明白了它们的功效，能够根据小病小痛来选择食物，且进行适当的"偏食治疗"。当然，不要单单只吃这么一样，不然营养跟不上。

顺时而食，寿享天年

　　翻开报纸，可以发现对反季节食物有一定篇幅的报道，不过新闻上的观点，有时候是一味乐观，或是一味悲观。从我的观点出发的话，吃了反季节的食物也没有害处，但我还是会比较多选择应季蔬菜和水果，非要说原因的话，人还是要顺应自然的变化。《黄帝内经》说，人类为了适应自然的变化，必须"顺四时而适寒暑"，人们不仅要掌握自然变化规律，还要主动地适应自然的变化，因此，我会在饮食方面适应四季的变化规律。

　　现在不比以前，不论是什么季节都能买到想吃的新鲜水果和蔬菜，比如冬天吃新鲜葡萄、西瓜、西红柿等早已司空见惯。我上次在报纸上有看到关于反季节食物的新闻，上面说，有资料显示，冬春季节，反季节蔬菜占城市蔬菜供应量的 70% 以上，单从数据上来看，反季节蔬菜已经成为我们餐桌上的主流了。

反季节，就是人为制造小环境、小气候，营造一定的湿度、温度、土壤等条件来种植蔬菜或是水果。西瓜通过温室种植，就可以在冬天出产，传统的番茄在春天里播种，初夏就可以供应市场，但是在大棚里种植的话，可以提前在春季上市。去市场走一遍，可以发现不少蔬菜和水果都是在温室、大棚里边种植出来的。这么多反季节蔬菜水果，能够吃出健康来吗？

就拿反季节的西瓜来说吧，我不赞成冬天吃西瓜。西瓜是凉性的食物，在夏天吃了可以解暑，可是冬天吃未免过凉。本来冬天就冷，再吃凉性的西瓜，会导致身体发凉，而且还很有可能会腹泻，尤其是老年人、孕妇以及小孩子，肠胃比较脆弱，所以更不能接触西瓜。很多人还有一种错觉，认为冬天气候干燥，而西瓜水分多，吃了能够补充身体缺失的水分，这是不对的想法。

反季节的也能吃，少吃就是，冬天人给送西瓜，吃一两块新鲜就得了，水果是这样，蔬菜也是。因为现在市场上尽是反季节的蔬菜，分辨不出总不可能不吃吧，因为人离了菜可不行，蔬菜可以补充身体上缺乏的元素，人没了蔬菜或是水果后果可是很严重的。以前见报纸上说，日本侵略中国那会儿，日本人大部分都派来打仗了，后面工厂就没有人了，所以日本人在中国抓华工，让咱们的人给日本人干苦力，整天干活，完全没有人权可言，而且还不给蔬菜吃，后来听说很多华工眼睛坏了，缺少了维生素，肯定会出现很多问题。

谁又能离得开果蔬呢？你看，现在很多城里人都去农村挖野菜，因为野菜会更加绿色健康一点，刚一开春地里长出来，没打农药也没有污染，提个篮子就可以挑这个捡那个野菜，也可以不用火来做菜，直接洗干净了沾黄酱就着吃，健康又养生。苦麦菜有些苦，苦的败心火，也吃苣荬菜，药店叫败酱草，可以清热解毒祛火，在东北多蘸酱来吃，西北地区则是用来做包子以及饺子馅，拌面也可以，或是加工为酸菜，华北地区则是多凉拌、和面蒸食。

还记得刚进入20世纪90年代，中国掀起一股品尝"野菜"新潮。在北京、上海、广州等大城市，野菜在市场上占了很大一部分，它逐渐备受青睐，而且在大宾馆、大饭店里也逐渐端上餐桌。我看新闻上说，很多旅游城市都开设有"野菜馆"，且生意非常红火，宾客日日爆满。"野菜热"这一现象也告诉我们，饮食也要回归大自然。而根据四季的变化来相应地改变饮食，也是一种回归自然的表现。

不过现在市场上多半是反季节果蔬，你想要回归自然，说市场上的这些果蔬不是自然生长的，我不吃，那也是不行的。就算是反季节果蔬，果蔬还是果蔬，里面也含有人体所需要的维生素，我也不是说一定不能吃反季节果蔬，只说要少吃。因为大棚中的温度和湿度较高，不利于农药降解，容易使农药残留在蔬菜上，选择反季节蔬菜时，最好多买些洋葱、胡萝卜、茄子等，这类蔬菜中农药残留较少，不过还是应多食用露天生产的蔬菜，但对大棚蔬菜也无须过多担心。

生活上，按季节我什么都要吃，按着季节来走，是得节气而生长成熟的食物，具有自然的清香气息，这就是所谓的应季食物，它们新鲜营养而且美味。

春季饮食要养阳，也就是说要吃一些能够起到温补人体阳气的食物，才能让阳气充实，以增强抵抗力。我以前翻过《本草纲目》，里面引《风土记》里主张"以葱、蒜、韭、蒿、芥等辛辣之菜，这些都是养阳的佳蔬良药。

韭菜，是四季常青，一年四季都能食用，但是春天吃的效果会更好。有一句俗话是这样说的："韭菜春食则香，夏食则臭。"韭菜性温，最适宜在春天补充人体的阳气，而且李时珍说过韭菜是肝之菜，是说吃韭菜对人的肝脏功能有益。从五行的角度来看，春天正好跟五脏之一的肝脏相应。春天，肝气会偏旺，进而影响到脾胃的消化吸收功能，应增强人体的脾胃之气。但是需要注意的一点是，韭菜不能轻易被消化，所以还是要适量。

菠菜，是春天蔬菜的主要品种之一，菠菜的绿看着也舒服，而且吃起来柔嫩，味道很美，且营养丰富。用洋葱来凉拌菠菜，或是炒着吃，胡萝卜炒菠菜，蒜蓉炒菠菜等都是不错的选择。

荠菜，中医学认为，荠菜味甘淡，性微寒，可以清肝明目，清热利尿，对月经过多、高血压等有一定的疗效。阳春三月，正是采摘荠菜的时候，而且荠菜是野菜，到处都有，在田野、路旁、庭院，这些地方都可以看见野生的荠菜，有谚语说："三月三，荠菜当灵丹。"所以荠菜这么受欢迎，不是因为偶然，真的是因为它对人体有很多益处。

草莓，是春天的时令水果，中医学认为，草莓味甘、性凉，有润肺生津、健脾和胃的功效。饭后吃几颗草莓，也会有助于消化开胃，而且草莓的营养成分容易被人体消化、吸收，多吃也不会上火，是男女老少都适合的水果。难怪在很久以前的欧洲，草莓就有"水果皇后"的美称。挑选草莓要注意不要挑到畸形草莓，可能这种草莓往往在种植过程中使用了某些促进生长的激素造成的，可能对身体健康有影响。

除上面说的果蔬以外，还有一些当季蔬菜，如芹菜、油菜、莴笋、香椿芽、花椰菜、甜豆、豌豆等可以多吃一些。水果方面就有菠萝、番石榴、青枣、枇杷、桑葚、樱桃、莲雾等都是适合在春天吃的水果。

很多人夏季胃口都不是特别好，我自己也是。到了夏季，受天气的影响，经常这不想吃那不想吃的，所以，夏天更应该要重视饮食调养，把胃口调养好。除此之外，要多吃些清热利湿的食物。说到清热利湿的食物，水果和蔬菜便是最好的选择了。

我什么都吃，只要是应季的食物，我都会适当吃一些，夏天吃西瓜，在炎热的天气里吃上几块西瓜，不但解渴，而且还能利尿，帮助消化，特别是从事室外工作或是室内高温工作的人，吃几块西瓜还可以解暑解渴，非常有用。现在很多人都会把西瓜冰冻之后拿出来吃，认为这样吃不但更清凉，而且更美味，非常适合大夏天。我很少吃冰冻过的西瓜，因为我觉得这样吃不健康，很容易伤了脾胃，脾胃不好了，各种疾病都会找上门来。如果真的要吃的话，那西瓜放在冰箱里最好不要超过 3 个小时。

西红柿天然种植的话，是在夏季成熟的，比在其他季节吃反季节的西红柿想必会更健康吧，而且夏季的西红柿不但营养丰富，而且还可以消暑、降温、抗疲劳。中医认为西红柿味酸甘、性平，有清热解毒、消暑止渴的作用，特别是中暑、胃热苦口、发热以及烦渴的人可以多吃一些西红柿。

苦瓜是夏季不得不说的一种蔬菜，炎热夏日吃不下饭的时候，我就爱到厨房捣弄苦瓜，把苦瓜切成薄片，把切好的苦瓜放进烧开了的清水里，焯1分钟左右，捞出过凉水备用。把胡萝卜切丝，然后将苦瓜、胡萝卜放入器皿中，加适量的盐、白糖少许，香油5克，搅拌均匀之后，就可以食用了。吃不下其他东西，这凉拌菜我倒可以吃得下，而且苦瓜是好东西，历代名医都认为苦瓜有清热解暑、涤热、明目解毒的功效，所以特别适合夏天来食用。若是烦热、口渴，用鲜苦瓜1个，剖开去瓤，切碎，然后煮水服用。

适合在夏季吃的蔬果是丝瓜、冬瓜、菜豆、黄瓜、佛手瓜、南瓜、苋菜、山苏、空心菜、龙须菜、地瓜叶、竹笋、生菜、西红柿、卷心菜、茄子等，还有莲雾、桃子、李子、柠檬、火龙果、百香果、杏子、荔枝、椰子等。

要度过"多事之秋"，要多吃些滋阴润燥的食物才行。"燥"是秋季的主气，秋季非常干燥，燥邪伤人，伤人体津液，伤了便很容易出现口干、唇干、鼻干、舌干少津、大便干结等症状。为了防止秋燥伤人，在饮食上也要下大功夫。滋阴润燥的食物是首选的，蔬菜和水果当然应季的是最好的。那有哪些应季的蔬菜和水果呢？

俗话说："一天吃一个苹果，医生远离你。"中医认为，苹果有生津、润肺、除烦、开胃等功效，这些功效正好对秋燥有所帮助。秋燥很容易伤肺，苹果具有酸性，酸入肝，可以强盛肝木，防止肺气太过对肝造成损伤，意思就是说酸有保肝护肝的作用。所以，秋季应该要适当吃些酸性的水果和蔬菜。

酸性的水果还有石榴、葡萄、杨桃、柚子、柠檬、山楂等，我还看过有一本古代医书有这样的记载：如果秋天患了风热咳嗽，吃杨桃有好处，直接洗干净了吃。如果咽喉肿痛，也可以直接吃杨桃，每天 2 ～ 3 个，吃上几天会有所缓解。蔬菜的话，可以多吃些秋葵、菱角、莲藕、冬瓜、四季豆等。

关于莲藕，有"荷莲一身宝，秋藕最补人"的说法，经过一春一夏的沉淀积聚，秋天的莲藕变得肥美。莲藕不仅可以作为蔬菜来食用，还可以作为水果来吃。中医认为，生藕性寒，当作水果来吃，可以清热除烦。

孔子说过"不时不食"，意思是要按季节、按时令来吃东西，就是说什么季节吃什么东西。所以我们尽量选择应季食物来吃，那么在冬季要如何吃呢？

民间有这么一句话："冬吃萝卜夏吃姜，不要医生开药方。"从这句话我们可以看出两条信息，第一条信息是白萝卜是冬天的应季蔬菜，第二条就说明了白萝卜的食疗功效。从中医学角度来看，萝卜有顺气消食、止咳化痰、除燥生津、散瘀解毒、清凉止渴、利大便等功效。伤风感冒了，就可以用白萝卜煎汤服下，如果煤气中毒头晕、恶心，也可以吃一些白萝卜汁。

冬天除了要吃些能量高的食品抵御寒冬之外，也要好好补充水分。甘蔗是一个好选择，甘蔗的水分多，在干燥的冬天补充水分，有滋有味，真是不错。如果想让甘蔗更甜一些，可以将甘蔗切成 20 ～ 30 厘米一节，放入锅里煮十来分钟后捞起来，趁热把皮给削了就可以吃到更甜的甘蔗了。

　　冬季是要抵御寒气的季节，很多人选择吃些散寒助阳的食物，但往往这种食物含热量偏高，吃多了很容易在体内积热，热积多了，肺火就旺盛了，口干舌燥就接踵而来了，这时候多吃些蔬菜水果就可以适当减少这种症状。其实冬季蔬菜比较少，这个季节可以多吃些卷心菜、白菜、洋葱、花椰菜等，水果可以多吃苹果、香蕉、橙子等。

长寿秘诀

1959～1961年中国正处自然灾害时期，全国性的粮食短缺，很多人是饿着肚子挺过来的。"民以食为天"，不吃饭哪活得成，那些没挺过来的人的生命就淹没在历史的长河中。那真的是苦日子呀，在物质富足的现在回想以前那段时期，不禁感叹现在多幸福呀，每天都有热乎乎的饭菜摆在桌上，我们一家人围在桌上开心地吃饭，这情景是那个时期我们每天都梦想着的事情。

1960年困难时期，32斤还得捐出2斤来，不仅主食少，连副食也少，那时候我还年轻，饭量大，总觉得吃不饱、吃不够。当时在鹤年堂还算好，虽然吃的量跟以前没法比，真的减少了很多，但至少我们还没有人到饿死的程度。可外面就不一样了，听说好些人因为吃不上饭饿死了。

那时我听鹤年堂里的人说，外面有人死了，在那个年头倒也不是个怪事，但怪就怪在他不是饿死的，而是撑死的。饥荒的年代里竟然有人撑死，这的确是不可思议的事情，我还在想会不会是有钱人家的事情。问别人，别人说不是有钱人家，也跟我们一样是饱受饥荒的一般百姓，这下我更是奇怪了。

问了才知道，北土巷有个药店来了一亲戚，可能那亲戚家里比较穷，已经好几天都没吃饭了。那里当家的看他难得来一回，也觉得挺可怜的，就给了他2斤粮票，他揣着这2斤粮票非常高兴。告别了亲戚之后，立马到街上买了切糕，就是那种用糯米做成的年糕，非常具有黏性，而且还是一层一层的，非常厚。他直接买了1斤，在大街上就忍不住吃了起来，狼吞虎咽，一下子就把1斤年糕吃下去了，1斤吃完了还不觉得饱，就又买了1斤，也就是他一共吃了2斤的年糕。

吃完肚子饱饱的，感觉特别满足，但是没过多久，肚子就感觉不舒服了。本来只是闷着痛，后来简直是痛到移不开身体，扶着墙蹲在角落里，冷汗下来了。周围人看到了，连忙过去问怎么回事，可是这时候他已经痛到说不出话来了。看他蜷缩着身子，大家都不敢去动他，生怕自己会弄巧成拙，但是看他实在痛得不行，几个人商量着赶紧把他送医院去。

送到医院才知道，原来是吃多了，消化不了才会肚子痛，再加上好几天不吃饭，一吃就吃了很有黏性且不容易消化的年糕，当然会肚子痛了。能怎么办，只能在医院动手术了，但是已经来不及了，一个大黏坨子粘在胃里边，上不去也下不来，还没动手术人已经死了。

原来是这么回事，我听着不免悲伤，为他的生命，也为他的遭遇。每个人都不容易，每天希望能有一顿饱饭，但真的一顿饱饭摆在自己的眼前，而且也吃过瘾了，却吃死了，不禁令人感叹起来。不过，这也说明了一个道理，人是吃杂食的动物，什么都能吃一点，但是什么都别过量，尤其是在饿了几天之后，千万别一下子把很多东西装进胃里边，胃会承受不了。

我觉得吃什么都不过量，也是一种长寿的秘诀。只要会养生就能够长寿，千万别糟蹋自己的身体，但是也不必太过担心，这不敢吃那不敢吃，生活就太累了。没有了吃，人生就不完美了，我只是倡导别吃过量就行。

听家里老人讲，那时候肉少，逢年过节吃肉，小孩就爱吃。别光吃瘦肉，消化不了，肥肉一大碗都行，瘦肉就不行，它在胃里头蠕动不了，消化不了。肥肉软的，不至于撑死。现在都拿肉不当回事儿。年轻时候血气方刚吃什么都行，中老年人生活上就得注意饮食，吃东西也不要过量。年轻不怕，吃石子儿都化了，中老年人就得注意了。人过四十天过午，正午正中间就开始一点点往西偏了，一天天就老下去了，身体上的机器零件都有磨损了，没有长生不老的。人老了，有时候就要学会认输，千万不能逞强，逞强了最后吃亏的是自己，那又干吗自讨苦吃呢？

鹤年堂长寿的人比较多，十七代传人刘侣笙97岁，他父亲是93岁，家人大多数活到90岁以上。我有个师兄，白眉毛，叫翟鹿广，他95岁。很多人问我，为什么鹤年堂长寿的人多呢？我总结了一下，有几个方面，当然前面用膏方，用特制的养生酒都可以达到养生的目的，也就是说我们一直是绕着调元气这个主要的方向来进行养生的。上面已经说了很多我就不说了，除了第一条，我们要饮食多样化之外，吃东西还不要过量，过量危害大。上面的事例也充分说明了过量的危害性。

我以前看到一新闻，说的是一位女大学生因为暴饮暴食把胃给撑破了，最后抢救无效死亡。具体的经过是，这名女生晚上用电饭煲蒸了满满一锅米饭，边看电视边吃饭，把整锅米饭都吃光了，还有配菜也不剩，计算下来总共吃了3斤。这还没完呢，晚饭过后，这名女生继续吃零食和水果，这前前后后加起来一共吃了5个多小时，不只把胃塞满了，而且还达到了胃所能承受的极限，很快肚子开始疼起来了。同寝室的室友拨打120求救，但是女生的胃已经被撑破了，送到医院已经来不及了。这跟我上面提到的那个例子很像，都是吃得过多被撑死了，虽然事情发生的背景不一样，但是造成了同样的悲剧，实在令人惋惜。

第二个长寿的秘诀就是年轻的时候身体就得强壮。只有年轻时强壮了，也就是底子打好了，年老的时候身体才不会差到哪里去。我们在鹤年堂当学徒的时候，就已经给我们打下了养生的基础。以前在鹤年堂吃鹿肉都吃腻了，吃的鼻子流血了，逢年过节都有玫瑰枣，泡玫瑰酒剩的玫瑰做两坛子玫瑰酱，煮枣就搁里头，嘴巴闲着或馋了都可以吃这个玫瑰枣，一年四季逢年过节都吃。我觉得这些饮食跟养生非常有关系。

青壮年打下好基础，日常生活中知道什么多吃什么少吃，养生的道理也基本上都懂。过去说肾是先天之本，脾胃呢，是后天之本，吃的营养都是脾胃来消化吸收的，如果没个好胃一辈子一定不太平。吃饭不过量，胃好只是其中的一个因素，长寿是一个因素一个因素积累起来的。所谓的不积小流，何以成江海，不积小因素，那长寿又何从谈起呢？

第三，我们都念过药书，在药行里头没念过药书，都不好意思说自己是药行出身的，因为念过药书，我们都知道病怎么治怎么调理。《药性赋》《四百味》《汤头歌》都是必背，这都是知识，哪个药治什么我们都知道，医药是一家，得懂点医理。个人有点小病知道吃什么药，在病的初期就可以把病调理好了。如果不想吃药，小病"减饮食乃去病良方"，比如说胡萝卜是好东西，学徒的时候就常吃，说胡萝卜有人参之功，那苗儿绿叶长得像人参，现在说有胡萝卜素，每天吃饭多吃点。

不想吃饭就减饮食，甚至饿一顿也可以。肠胃里有积滞所以吃饭不香，还大鱼大肉就要生病，甚至重病。别让内热太盛，无热不引寒，内里有内热容易引起寒，会感冒。我们千万注意，有点内热就吃点清淡的，或者用点小药把火打下去。这些都是药行业的人自己会调理的事情。

其实，长寿没有我们想象得那么难，只是需要坚持。坚持是成功的一种方法，也是长寿的一个秘诀，只有坚持下去，从生活的点点滴滴上注意，长寿又有何难呢？

图书在版编目（ＣＩＰ）数据

　　大国医　长寿有"药"诀 / 雷雨霖著. -- 长沙 ： 湖南科学技术
出版社，2017.2
　　ISBN 978-7-5357-9118-4

　　Ⅰ．①大… Ⅱ．①雷… Ⅲ．①中草药－养生(中医)
Ⅳ．①R212②R243

　　中国版本图书馆CIP数据核字(2016)第 252948 号

DAGUOYI　CHANGSHOU　YOU　YAOJUE

大国医　长寿有"药"诀

著　　者：雷雨霖
责任编辑：陈　刚　何　苗　黄柯华
出版发行：湖南科学技术出版社
社　　址：长沙市湘雅路 276 号
　　　　　http://www.hnstp.com
湖南科学技术出版社天猫旗舰店网址：
　　　　　http://hnkjcbs.tmall.com
印　　刷：湖南凌华印务有限责任公司
　　　　　(印装质量问题请直接与本厂联系)
厂　　址：长沙市长沙县黄花镇黄花印刷工业园
邮　　编：410013
版　　次：2017 年 2 月第 1 版第 1 次
开　　本：880mm×1230mm　1/32
印　　张：8.5
字　　数：140000
书　　号：ISBN 978-7-5357-9118-4
定　　价：45.00 元